女子栄養大学 栄養クリニック

きれいにやせる

ダイエットスープ

管理栄養士 林 昌子 Hayashi Masako

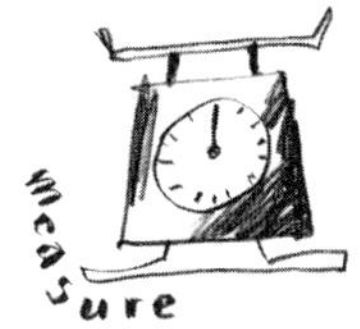

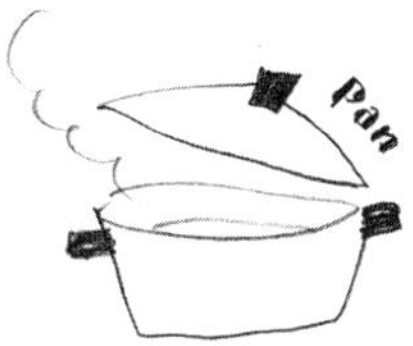

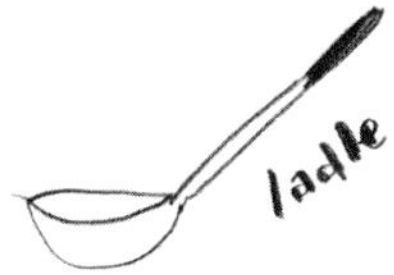

KKベストセラーズ

First Message

“きれいにやせる”を叶えてくれる とっておきのダイエットスープ

きれいになりたい！　やせたい！　でも好きなものを好きなだけ食べたい！
そう、みんなワガママです。
でも、正直な気持ちですよね。管理栄養士をしている私もそうなんですから。

でも、「なりたい自分」になるためにはどうすればいいのでしょう？
この本を手にしてくださったということは、みなさんダイエットをしたいという思いを持っていらっしゃいますよね。私もダイエットのために運動をしたり、カロリー計算をしたり、特定の食材にたよった食事法を試した経験があります。
でも結局は、「3歩進んで4歩さがる」のくり返し。なかなかいい結果を残せませんでした。

こんな経験から、栄養や食事、からだのことを学び、自分なりにわかってきたことがあります。そして、それを実行することで体重をコントロールすることに成功。しかも、食べることに前向きになれたのです。

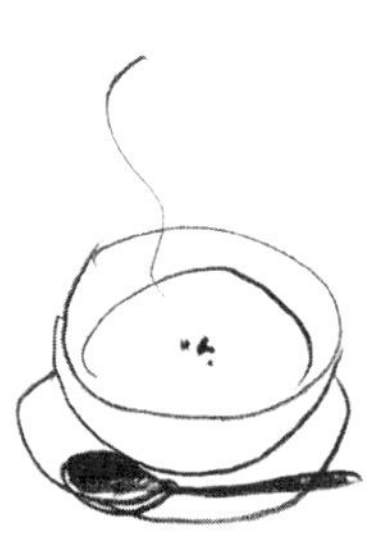

それは、特別な方法を〝がんばる〟のではなく、バランスのよい食事を〝楽しむ〟こと。これこそが、なりたい自分への最短距離になります。
この本では、きちんと食べてしっかりやせるために最適な料理として〝スープ〟を取り上げました。スープは手早く毎日つくれて、つくり置きしやすい！　忙しいあなたにピッタリの料理です。

「かんたん、満足、ヘルシー」というポイントを押さえて、リバウンドをせずに一生続けられる食べ方も書かせていただきました。

毎日の食事が、いまのあなたをつくっています。
この本で、一緒に楽しく・おいしく・きれいになりましょう！

管理栄養士
林 昌子

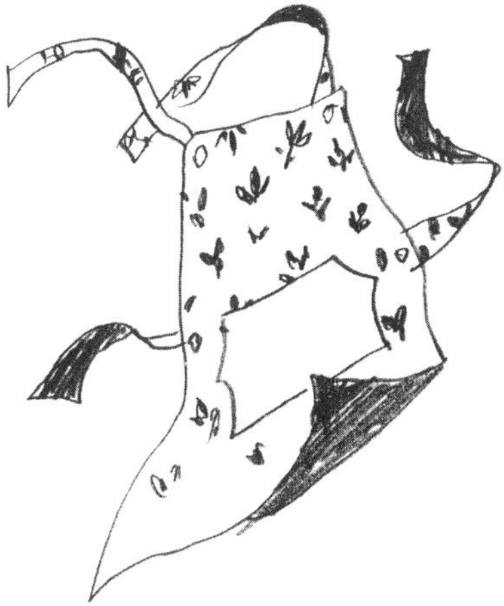

具材を入れればできちゃうからお手軽だし、お肉やお魚、お野菜の旨味がスープにしみでて本当においしい♪ それが、ダイエットにもいいんです。とくれば、試さないわけにはいきませんね。まずは、この本で取り上げるスープでどうしてやせるのか、そのヒミツをご紹介します。

スープできれいになれる 7つのエッセンス

Let's Enjoy Soup Time!

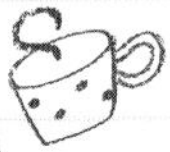

Let's Enjoy Soup Time!

1 カロリー控えめなのに大満足!

「イメージしていた味気ないダイエット食と違う！」と食べる人をおどろかせる大満足のスープ。やっぱり、おいしくなくっちゃね。食べたい。でもやせたい。そんな、ワガママにきちんとお応えします！

2 ビタミンたっぷり美の宝庫!

Chapter 1で紹介するダイエットスープには、野菜がたっぷり入っています。やせるのはもちろん、お肌ツヤツヤ効果など、美容にも効いちゃうとっておきスープ。

3 食べても脂肪になりにくい

きちんと代謝しやすい食材を組み合わせたり、たっぷりの食物繊維で、脂肪をからだにためない工夫がされています。この食べ方を少しずつ覚えていけば、すっきりためないからだになれます。

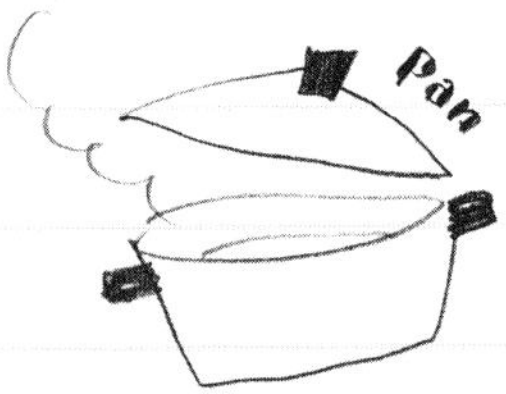

4
歯ごたえもポイント！

具をしっかり味わいながら食べられるスープ。食事中にきちんと噛むことは、やせるための秘訣でもあるんです。けっしてかたいわけじゃないけれど、食材の歯ごたえも楽しめるようになっています。

5
あったか＆冷製スープで季節を問わず！

あったかスープでからだがあたたまれば、血行も促進されてやせやすく。また、食欲のない暑い時期にもいただける冷製スープ。何にも食べないよりも、スープを食べるだけで食事のバランスがぐっとよくなります。

6
手軽でアレンジしやすい！

そろえやすい材料で短時間に調理できるよう工夫したレシピなので、手軽だし、つくりおきもしやすい。さらに、代用してもおいしい食材があるものは、それも記載しているのでアレンジもラクラク。

7
バランス献立を立てやすい！

スープに応じて主食をかねるもの、主菜をかねるものなど、どんなおかずになるのかアイコンで表示。献立を立てる参考にもなるし、もちろんスープとごはんだけでもOK！

まずは、
レシピ通りに
つくってみて☆

Contents

First Message

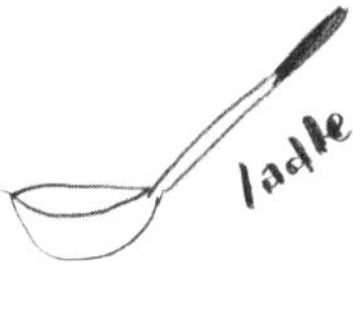

chapter 1

おなかがちゃんと満足する ダイエットスープ

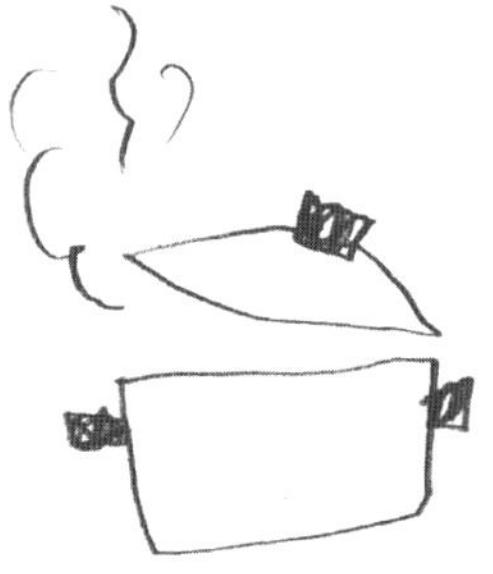

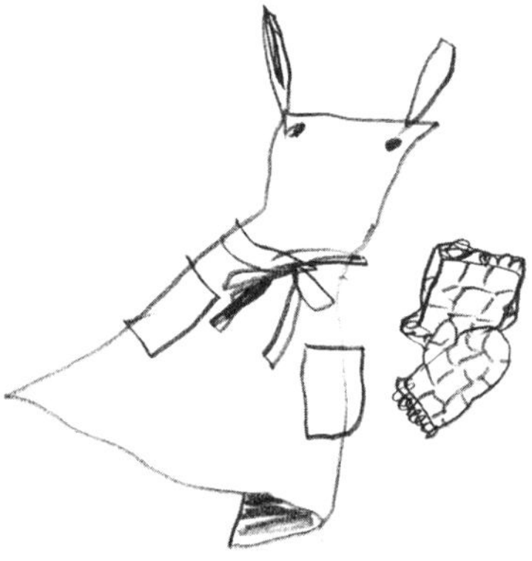

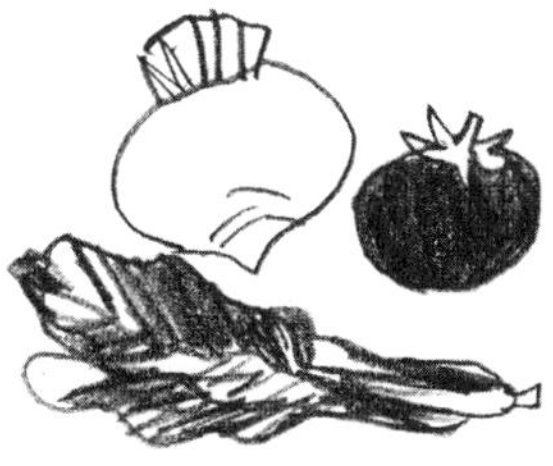

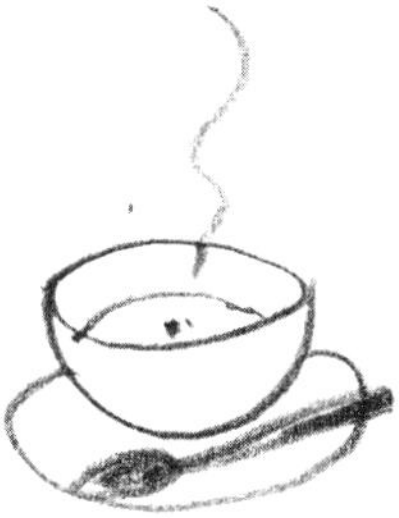

スープで学ぶ 栄養講座

chapter2 からだが元気になる 症状別スープ

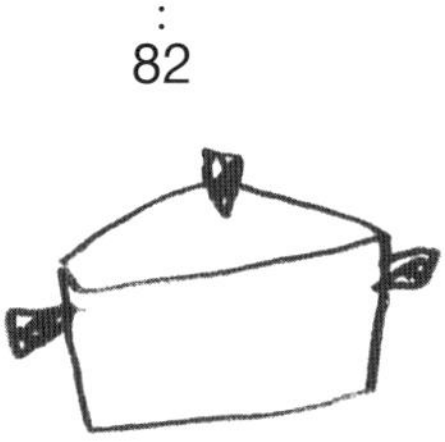

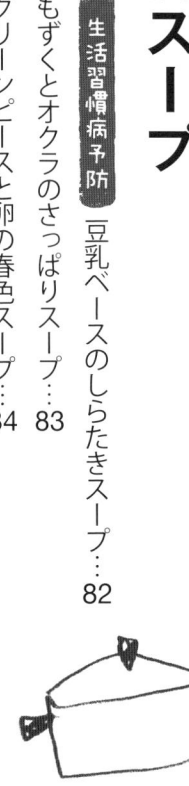

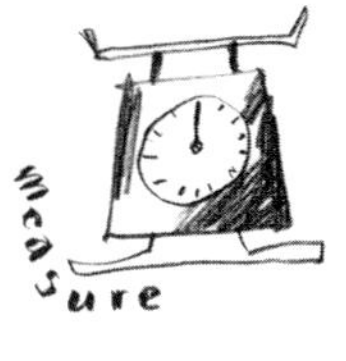

[この本でのきまり]

＊記載している重量は、すべて正味重量（実際に口に入る量）です。
＊1カップは200mℓ、大さじは15mℓ、小さじは5mℓです。
＊塩は天然塩を使用しています。
＊油はとくに記載がない場合、サラダ油もしくはなたね油を使っています。
＊レシピ内では、野菜などを洗う、皮をむくなどの下処理工程を省略しています。
＊フライパンはテフロン加工のものを使用しています。
＊各種製品のお問い合わせ先、価格等は２０１２年1月現在のものです。諸般の事情により変更になる可能性がございます。

定食スタイルでバランスよく食事を楽しもう

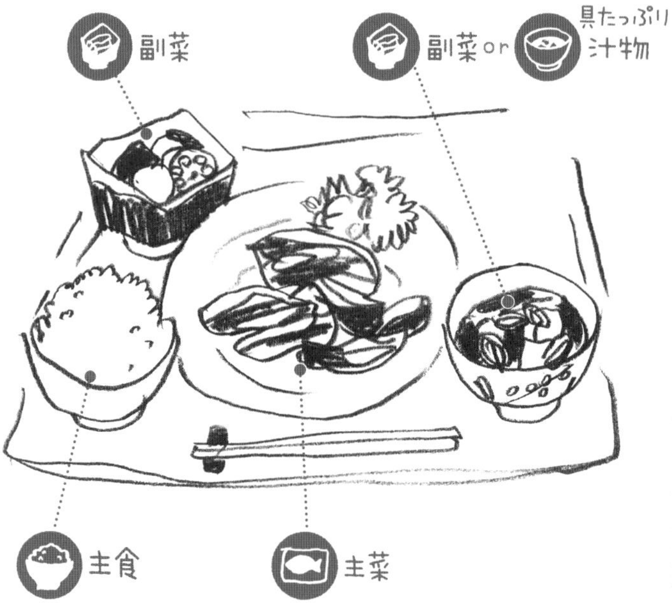

［きれいにやせる基本の食事公式］

主食＋ 主菜 ＋副菜2品 ＝500kcal

さっそくスープについて話をしたいところですが、まずその前にスープを正しく食事に取り入れるためにお伝えしたいことがあります。やせる食事は、おかずを単品にしたり、やみくもに量を減らせばいいということではありません。「バランスのよい食事」というものがあります。それが、まさに「定食スタイル」。ごはん＝「主食」1品、お肉やお魚、豆などのメインおかず＝「主菜」1品、野菜やきのこ、海藻などのおかず＝「副菜」1〜2品、と1日1杯程度の「汁物」。これで1食分が500キロカロリーになる献立を考えれば、自然とからだに必要な栄養がちゃ〜んとそろってきます。これが、やせる食事の基本公式で、スープならかんたんに実行できます！

主菜
第１群・第２群の食品（※）

おもにタンパク質、脂質をとれる肉や魚介類、卵、大豆と大豆製品をメインにしたおかず。タンパク質はからだをつくる大切な栄養素。また、脂質はエネルギーに。ダイエット中でも、１食につき1品をめやすに必ず献立にとり入れて。つけ合わせには、野菜をたっぷり添えましょう。

［主菜となる料理例］

＊ しょうが焼き
＊ 魚の煮つけ
＊ 目玉焼き
＊ 麻婆豆腐
＊ 納豆

副菜
第３群の食品（※）

おもにビタミン・ミネラル・食物繊維をとれる野菜、いも、豆（大豆以外）、きのこ、海藻をメインにしたおかず。1品60～70gをめやすに１食に１～２品分用意しましょう。野菜は１日350g（緑黄色野菜：120g／淡色野菜：230g）とるようにすると、スムーズにからだがつくられ、代謝もアップ。

［副菜となる料理例］

＊ ほうれん草のおひたし
＊ ごまあえ
＊ きんぴらごぼう
＊ 煮物
＊ 野菜サラダ

主食
第４群の食品（※）

おもに炭水化物がとれるごはん、パン、麺などの料理。ごはんを中心にすることで、おかずもきちんと食べやすく、食事の満足感を得やすくなります。また、パンや麺には油分も含まれるので、基本はごはんで献立を考えるといいでしょう。１食はごはん１膳（120～150g）をめやすにします。

［主食となる料理例］

＊ ごはん
＊ おにぎり
＊ トースト
＊ つけそば
＊ かけうどん

汁物

一般的なおみそ汁やすまし汁、スープなどの汁物。具材に野菜やきのこ、海藻などがたっぷり入ると「副菜」としてカウントできます。具材たっぷり＆塩分控えめのスープで栄養バランスアップ。

［汁物となる料理例］

＊ しじみ汁
＊ あおさ汁
＊ 大根のおみそ汁
＊ コーンスープ
＊ オニオンスープ

＋

１日80kcalまでのくだものや乳製品、ナッツなどをとってもOK。
１日1600kcalを目指そう！

※第１群～第４群についての詳細は 12 ページへ。

ダイエットスープでバランス献立をたてよう

step 1 ［ダイエットスープを決める！］

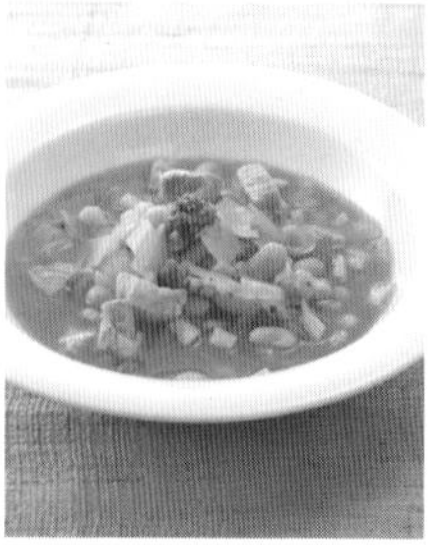

（例）
大豆と豚肉のトマトスープ（P.18）

主菜 ＋ 副菜 ×2 ＝195kcal

step 2 ［足りないおかずを決める！］

基本の
食事公式

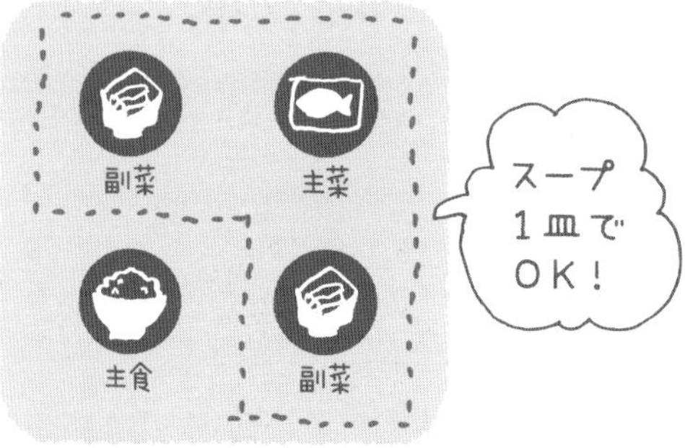

主食を胚芽ごはん1膳（150g）と決定！

できれば……

摂取カロリーを計算する！

195kcal＋250kcal ＝445kcal
（スープ）　（胚芽ごはん）

- 1日500kcalなので、あと50kcal程度何か食べても大丈夫！
  1日の食事内容に合わせて、フルーツなどを選んでみて！
  ここでは、いちご10粒（34kcal）をチョイス！

それでは、この本で紹介するダイエットレシピをどのように使っていったらいいのかをご紹介しましょう。すでに紹介したように、バランスのいい食事がダイエットの秘訣。そこで、ダイエットスープを上手に利用して、バランスのよい献立に仕上げていきましょう。

レシピには材料・作り方をはじめ、主食・主菜・副菜・汁物カウントがひと目でわかるように、アイコンで表示しています。また、摂取エネルギーも記載しているので、これを利用していきましょう。

食事の基本公式は「主食＋主菜＋副菜×2」。もし、「主菜＋副菜×2」カウントのスープを食べたとしたら、足りないのは「主食」。だから、ごはんもしくはパンなどの主食を選べばよいというわけ。もちろん、スープはおやつとして食べてもOK！

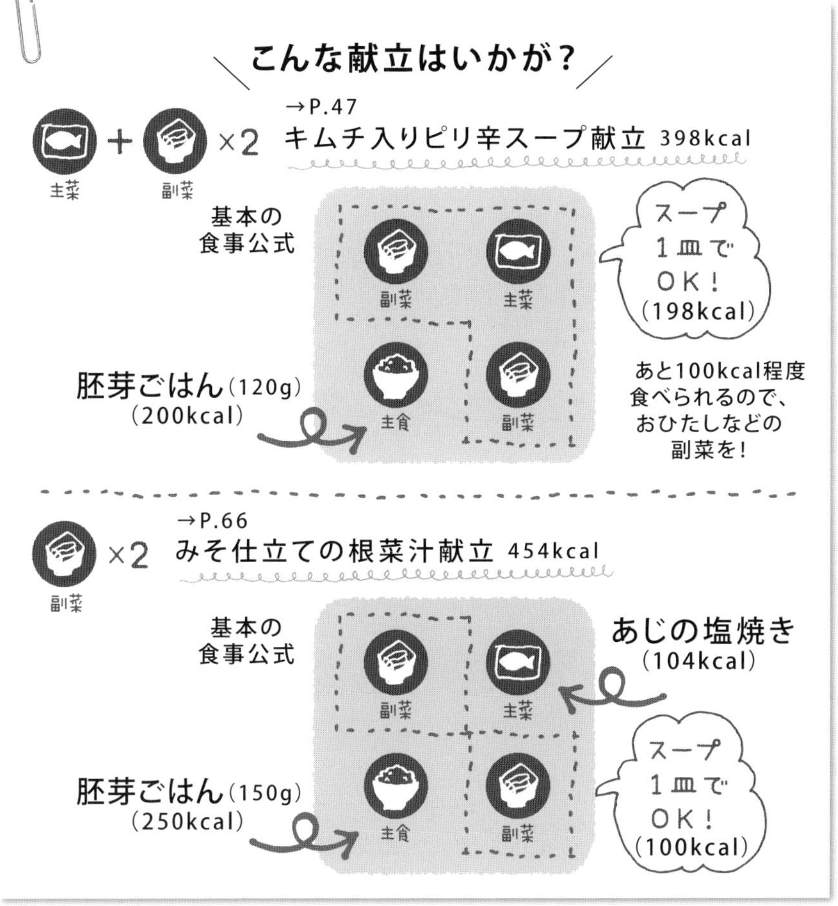

栄大式

3・3・3・11が1日の食品チョイス術

―四群点数法―

1食分の食事スタイルがわかったところで、今度は1日どれくらいどんなものを食べたらいいのかを考えていきましょう。そこで、指針となるのが「四群《よんぐん》点数法（※）」。食品を栄養的な特徴からみて4つの群に分け、1点を80キロカロリーとして、それぞれの群から決まった点数分（第1群：3点／第2群：3点／第3群：3点／第4群：11点）を選びます。こうすることで、栄養の偏りを防いでくれます。もちろん、本書で紹介しているスープメニューも栄養バランスが整いやすい食材を選んでいます。第1群は、乳・乳製品・卵。第2群は、魚介・肉・豆・豆製品。第3群は、野菜・いも・果物・きのこ・海藻類。第4群は、穀類・油脂・砂糖・その他調味料と分類されています。

四群点数法

1日にこれだけ食べよう！
（1日20点のめやす）
1点80kcal×20点＝**1600kcal**

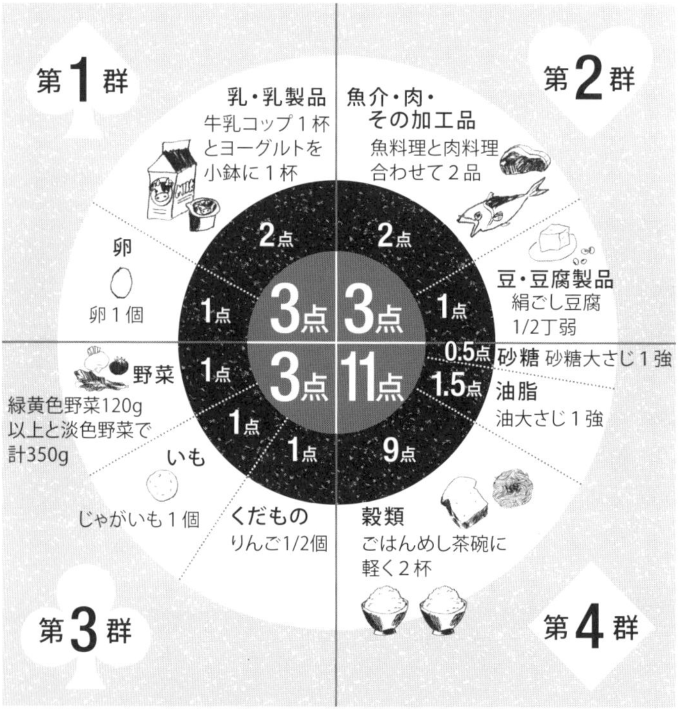

※四群点数法…女子栄養大学創設者・香川 綾によって考案された。

＼1点（80kcal）の重量表／

♠ 第1群（3点分）……乳・乳製品・卵

→P.25参照

♥ 第2群（3点分）……魚介・肉・豆・豆製品

→P.25参照

♣ 第3群（3点分）……野菜・いも・くだもの・きのこ・海藻類

● **野菜（1日1点）**

きゅうり
にんじん
なす
かぼちゃ
ほうれん草
小松菜
たまねぎ
トマト
キャベツなど

合計350g
＝
1点

● **いも類（1日1点）**

じゃがいも…110g
さつまいも…60g

● **くだもの（1日1点）**

りんご…150g
バナナ…95g
みかん…180g
いちご…240g

● **きのこ**

えのきたけ
エリンギ

● **海藻**

湯通しわかめ
ひじき

きのこ＆海藻は点数には入らないが、合計100g程度まで

◆ 第4群（11点分）……穀類・油脂・砂糖・その他調味料

● **穀類（1日9点）**

ごはん…50g
食パン…30g
うどん（ゆで）…75g
干しそば・うどん…23g
蒸し中華麺（生）…28g
スパゲッティ（乾）…21g

● **砂糖**

砂糖……21g

● **油脂**

マヨネーズ…12g（大さじ1）
油…9g（大さじ3/4）
有塩バター…11g（大さじ1弱）

● **種実類**

アーモンド（乾）…13g
くるみ…12g
いりごま…13g

※もっと詳しく知りたい場合は、『何をどれだけ食べたらいいの？』（女子栄養大学出版部）を参考にしてください。

Column

なりたい自分を思い描いて
〝きれいにやせる〟を叶えよう！

女性にとってダイエットは永遠のテーマ。おいしい食事を楽しみながら、どんどんきれいになっていける。こんなステキなこと、あっていいんです！ぜひ一緒に叶えていきましょう。

でも、どれくらいの期間でどれだけやせればいいのでしょう。いろんなケースがあると思いますが、食べ方もからだも一生つき合っていくものです。やせたいことを最優先にし、急激な減量をするとかえって反動をおこしやすい状態に。**リバウンドを防ぐためにも、まずは１か月に１キロをめやす**にしていきましょう。順調にいけば、３か月で３キロ近く落とすことができます。そして、いったん減量の休息タイムが入ります。なかなか体重が減りません。こんな時期は早かれ遅かれみんなに訪れるもの。食べる量が多いのかしらと無理に食事量を減らしたり、もうやせないならいいや！　と投げやりにならないで。１回多く食べてしまったのなら、次の１回を少し抑える。もしくは、ちょっと多めに動いてみる。それで、継続できればオーライ。

そんな**体重の変化をグラフにしてみる**のも、成功するダイエットにつながりやすくなります。毎日、体重計にのることを日課にしていると、無意識のうちに自分のからだに意識が向く時間がつくられます。これが大事。からだをいつでも意識できれば、暴飲暴食しそうになったときにも直前で止められる不思議な力がはたらくものです。さて、あなたはいまからどんな未来の自分になるために、どんなふうに食生活を送っていきますか？　**きれいになりたい思いが、ダイエットを何よりもサポート**してくれます。

BMIでいまの状態を確認しておこう！

体格指数と呼ばれるBMI（ボディ・マス・インデックス）で、あなたのからだの状態を把握しておきましょう。肥満も問題ですが、栄養の足りないやせすぎもからだに影響しますからね。

体重（kg）÷身長（m）÷身長（m）＝BMI指数

（例）身長163cmで50kgなら　50÷1.63÷1.63＝18.8　普通

18.5未満：やせ／18.5～25：普通／25以上：肥満

chapter 1

おなかがちゃんと満足するダイエットスープ

おいしいスープは心もからだも満たしてくれる
とってもうれしいメニュー。
きちんと栄養をとりながら
ダイエットできるスープレシピを大公開！

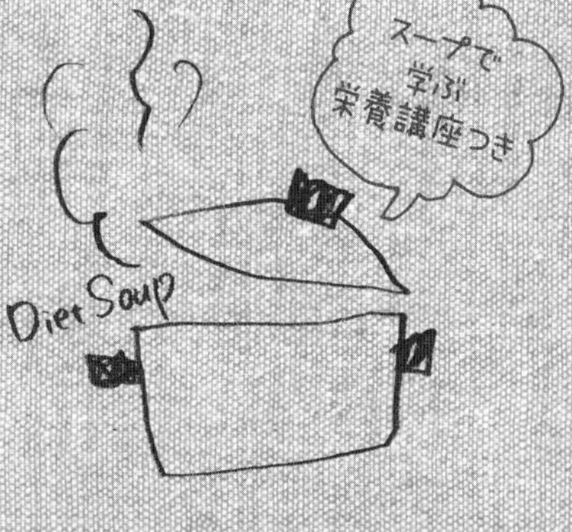

主菜 + 副菜 ×2

良質のタンパク質をコク深いトマトスープで煮込んで

大豆と豚肉のトマトスープ

195kcal
塩分 1.3g

材 料（2人分）

豚もも肉（1.5cm幅に切る）……60g
ゆで大豆（ドライパック）……1/2 缶（70g）
たまねぎ（1cm角に切る）……1/2 個
しめじ（1cm幅に切る）……1/2 パック（50g）
にんにく（薄切り）……1かけ

A
トマトジュース（無塩）……1 缶（160g）
水……1カップ（200mℓ）
ローリエ……1/2 枚

塩……小さじ 1/2
黒こしょう……少々
オリーブオイル……大さじ 1/2
パセリのみじん切り（あれば）……適宜

作り方

1 鍋にオリーブオイルとにんにくを入れて弱火で熱し、よい香りがしてきたら、豚肉、たまねぎ、しめじの順に炒め合わせる。

2 A、大豆、塩の半量を加え、沸騰したら火を弱め、ふたをして20 分煮る。

3 残りの塩、こしょうで味をととのえ、器に盛りつけてパセリをちらす。

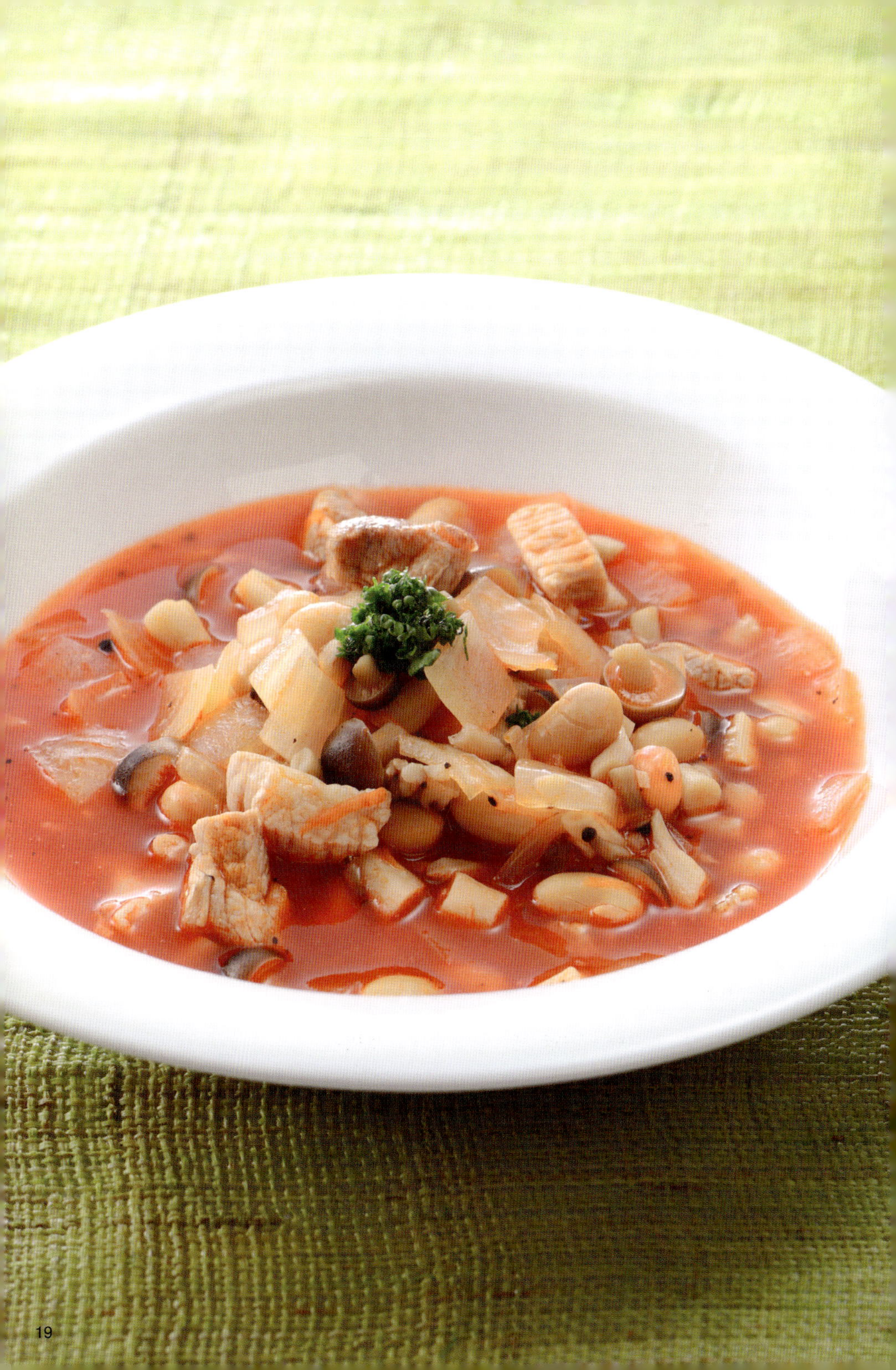

スープで学ぶ
栄養講座1

栄養ってなんだ?

「栄養＝太る！」という思い込みをなくしきれいになる食べ方を学んでいきましょう

食べ物と栄養、ダイエットと栄養。私たちが食事をするときにこれ抜きでは語れないのが栄養です。ところが、おいしいレストランやおかしには視線が注がれても、栄養についてきちんと理解しようとする人はあまり多くありません。そのため、こんなまちがった思い込みをしている人がたくさんいます。それは、「栄養をとると、太るんでしょ？」ということ。

こんなデータがあります。戦後（１９４６年）の日本人のエネルギー摂取量は１日平均１９０３キロカロリー。それに対し、２００８年のデータでは１８９８キロカロリーと、戦後の食料が豊富とはいえなかった時代よりも摂取量が少ないのです。しかし、メタボといわれる人や生活習慣病が増えているのはどういうわけなのでしょう。原因のひとつは、いくつかの「栄養」が足りていないのです。

栄養についてはこれから項目ごとに詳しく述べていきますが、まず知っておいていただきたいのは、栄養とはカロリーだけを指すわけではありません。ダイエット中、カロリーばかりを気にする人がいますが、代謝をサポートするビタミン・ミネラル・食物繊維が不足していることも問題。こういった栄養素は積極的にとることが必要です。バランスよく栄養をとることで、はじめて活動エネルギーがつくられ、スレンダーなからだ、美肌、そして健康を手に入れられます。仮にエネルギー摂取量を守っていても、油と砂糖ばかりの食べ物だけを食べ続けていたら、けっしてきれいにやせることはできません。あなたの食事、大丈夫ですか？

Pick Up 食材

＊**豚肉**：３大栄養素の代謝を助けるビタミンB群が豊富。たまねぎとの組み合わせで、ビタミンB_1の吸収をさらに高める。

カロリーだけじゃない！

栄養バランスも食事の大事なポイント

ダイエットをするために、食事を減らす。でも、やせない。
もしかしたら、その食べ方に問題アリかも？

✕ ありがちNGメニュー

1食500kcal程度がいいらしいと、エネルギー量だけで選んだメニュー

摂取エネルギー量はOK

チョコデニッシュ 330kcal ＋ ペットボトルのミルクティ1本 170kcal ＝ 500kcal

but!

脂肪になりやすい**脂質**と**糖質**だけが過剰に摂取され、
たんぱく質・ビタミン・ミネラル・食物繊維が不足！

↓ Change!

O 栄養バランスGOODメニュー

食パン1枚 158kcal ＋ 大豆と豚肉のトマトスープ (→P.18) 195kcal ＋ かぼちゃのチーズ焼き 91kcal ＋ みかん1個 40kcal ＋ ほうじ茶 0kcal

＝ 484kcal

パンもお肉も野菜もフルーツまでついて、
栄養バランスがいいのに**摂取エネルギー**は少ない！

主菜 + 副菜 ×2

大きめの具でおなか大満足! 美肌効果にも期待

サーモンの豆乳スープ　ディル風味

249kcal
塩分1.5g

材料（2人分）

生サーモン（6等分に切る）……1切れ（100g）
白ワイン（または酒）……小さじ1

プチオニオン……6個
じゃがいも（4等分に切る）……2個
無調整豆乳……1/2 カップ（100mℓ）
水……1と3/4 カップ（350mℓ）
塩……小さじ 3/5
こしょう……少々
ディル（枝から葉を摘みとる）……3枝
にんにく（芯をとる）……1/2 かけ
あらびき黒こしょう……少々

作り方

1 サーモンは白ワインをからめる。

2 鍋に水、にんにく、塩の半量を入れる。沸騰したらプチオニオンを入れて火を弱め、ふたをして5分煮る。じゃがいもを加えてさらに 10 分煮る。

3 サーモンを入れて2分煮たらふたをとり、豆乳を入れて温め、残りの塩、こしょうで味をととのえる。

4 器に盛りつけてディルをちらし、こしょうをふる。

プチオニオン→たまねぎ（くし切り）150g、ディル→ドライパセリに代えても OK

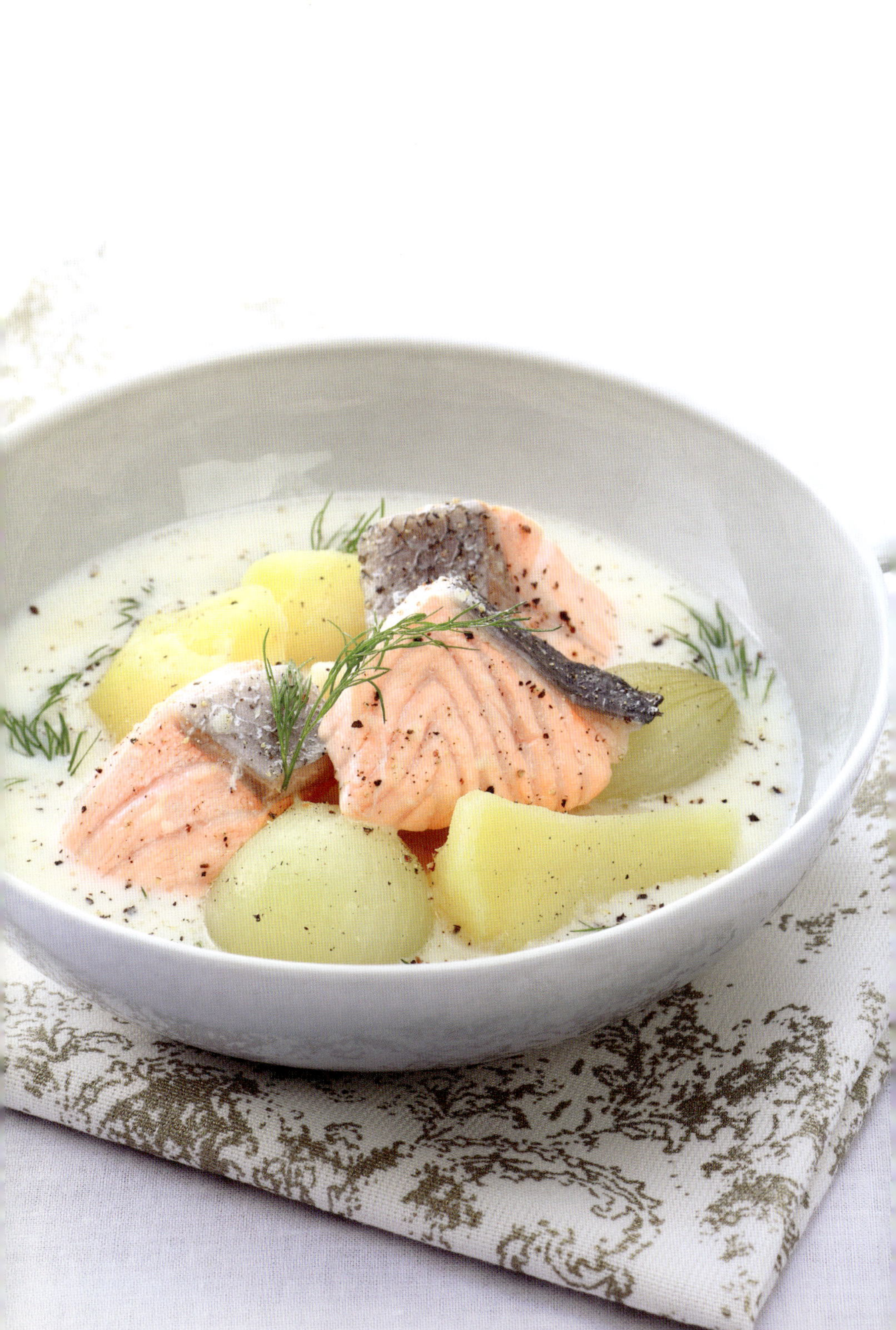

スープで学ぶ 栄養講座2

メインおかず(=主菜)の適量を教えて!

「お肉って太るんでしょ? だから一切食べません」それじゃあ、やせるからだにはなりません

「お肉を食べると太るんでしょ？ だから、野菜しか食べな〜い！」という誤解をしている人がいます。１００％間違っているとはいいきれませんが、お肉などに含まれるタンパク質は最低限摂取しないと、適正な体重と健康をコントロールすることができません。

タンパク質は、肉類や魚介類、大豆・大豆製品、卵、乳製品などに多く含まれていて、骨格や筋肉、内臓、皮膚、毛髪といった全身の組織をはじめ、代謝や機能調整にかかわるホルモンや酵素、神経伝達物質などをつくる大切な材料。タンパク質をとらなければ大事な骨や筋肉、内臓が衰え、追い打ちをかけるように代謝も上がらず太りやすいからだに。さらに、ヘモグロビンなどの血液成分も不足して貧血状態になるなど、健康を害する心配だってあります。だから、タンパク質は適量をきちんと摂取する必要があります。

めやすは、1日の食事の中で80キロカロリー程度の乳製品や卵（第1群）を3点分、肉や魚、豆・豆製品（第2群）を3点分摂取すること（左図参照）。エネルギー量がわからないときは、1食につき、肉や魚は60〜80gを基準にしてみましょう。

ただし、注意したいのは、脂身《あぶらみ》などの脂質部分。肉類は悪玉（ＬＤＬ）コレステロールを増やす脂質が多いので、善玉（ＨＤＬ）コレステロールを増やす大豆・大豆製品などの植物性のタンパク源も上手に組み合わせて、メインおかず（主菜）をつくってみましょう。

Pick Up 食材

＊**サケ**：生活習慣病予防には欠かせない成分の宝庫で、抗酸化物質のアスタキサンチンにも多くの効果が期待できる。

1日6点分がめやす!

主菜となる第1群・第2群の食材(1点=80kcal)の重量

主菜となる食材の1点＝80kcal当たりの重量を紹介します。
「四群点数法(P.14)」を参考に、1日6点分をめやすに食べるようにしましょう。

♠第1群

乳製品・卵

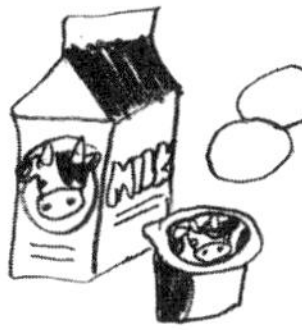

- 牛乳…120g
- プレーンヨーグルト…130g
- プロセスチーズ…24g
- 卵(全卵)…55g(1個)

♥第2群

豆・豆製品

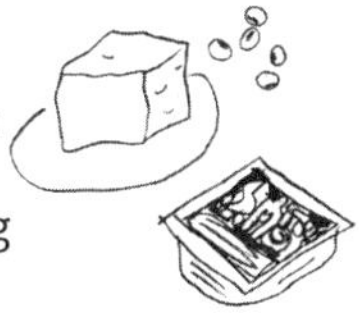

- 木綿豆腐…110g
- 絹豆腐…140g
- 納豆…40g
- 無調整豆乳…170g

♥第2群

魚介類

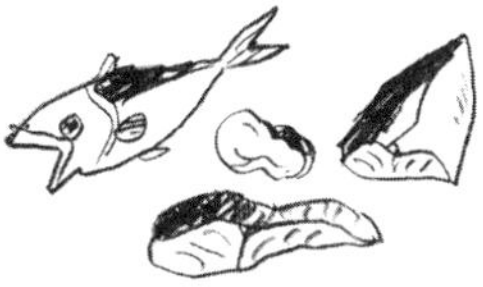

- いわし…35g
- サケ…40g
- さば…40g
- さわら…45g
- あじ…65g
- くろまぐろ(赤身)…65g
- カツオ…70g
- スルメイカ…90g
- たら…100g
- えび(ブラックタイガー)…100g
- かき(殻なし)…130g

♥第2群

肉類

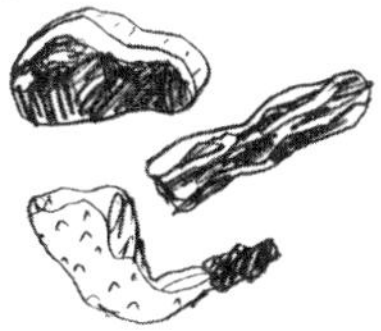

- 鶏もも肉(皮つき)…40g
- 鶏ひき肉…40g
- 鶏ささ身…75g
- 豚バラ肉…21g
- 豚ロース肉…30g
- 豚もも肉(脂身なし)…45g
- 牛もも肉(輸入)…45g
- 牛もも肉(国産)…30g
- 牛肩ロース(輸入)…35g
- ベーコン…20g
- ウィンナーソーセージ…25g

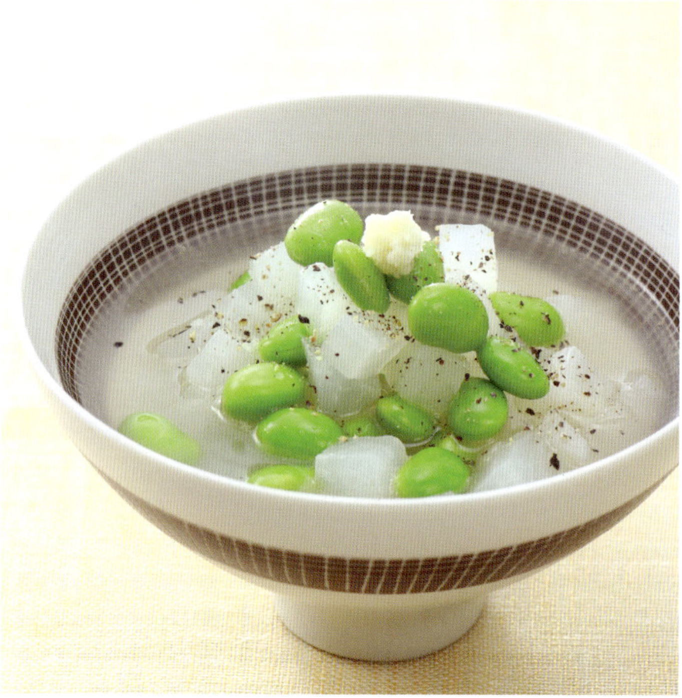

副菜 ×2

大根と枝豆のやさしい味わいと食感の楽しさを存分に感じて

大根と枝豆のスープ　しょうが風味

62kcal
塩分 1.2g

材 料（2人分）

大根（1㎝の角切り）……200g
冷凍枝豆（解凍してさやから出す）
……100g（むき身は 50g）
おろししょうが……小さじ 1/4
A［鶏ガラスープの素……小さじ 1
　 水……1 と 1/2 カップ（300mℓ）
塩……小さじ 1/4 弱
こしょう……少々
ごま油……小さじ 1

作り方

1 鍋にごま油を熱し、大根を入れてまわりが透明になるまで炒める。

2 Aと枝豆を入れて大根がやわらかくなるまで3～5分煮る。

3 しょうがを加え、塩、こしょうで味をととのえ、器に盛りつける。お好みでさらにしょうがをプラスしても。

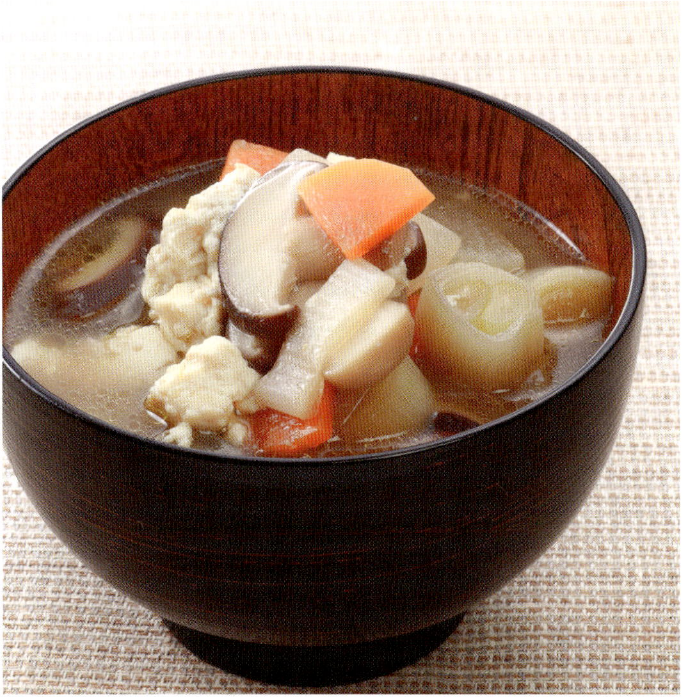

×2
副菜

食物繊維たっぷりで根菜のいいだしが効いてます

けんちん汁

92kcal
塩分1.3g

材 料（2人分）

木綿豆腐（ペーパーで包んで水けを切る）……1/4 丁（75g）
ごぼう（5㎜の輪切り）……50g
大根（5㎜のいちょう切り）……100g
にんじん（5㎜のいちょう切り）……3㎝
しいたけ（5㎜幅に切る）……2個
長ねぎ（1㎝の小口切り）……1/2 本
水……1 と 1/2 カップ（300㎖）
しょうゆ……大さじ1
油……小さじ 1

作り方

1 鍋に油を熱し、ごぼう、大根、にんじん、しいたけ、長ねぎの順に炒め合わせる。

2 水としょうゆの半量を加え、大根がやわらかくなるまで煮る。

3 豆腐をくずし入れて、残りのしょうゆで味をととのえ、器に盛りつける。

温め直してもおいしいので、
作り置きしても OK！

スープで学ぶ
栄養講座3

1食 120g の野菜を中心に きのこ・海藻がとれる副菜メニューを

きれいになるために欠かせない野菜・きのこ・海藻 毎食、副菜2個分とれるように工夫しよう

「ダイエットって食べ物を減らせばいいんでしょ？」といって、ランチを菓子パン1個ですませているアナタ。それ、間違っていますから〜！と声を大にして伝えたいほど大事な副菜についてお話をしますね。からだがエネルギーを代謝をするには、ビタミンが必要です。白米やパンのように精製された主食にはビタミンがほとんど含まれません。つまり、せっかく摂取したエネルギーもビタミン不足によって活動エネルギーに変える働き（＝代謝）が滞《とどこお》ってしまうのです。食事で得たエネルギーを使えないということは、体脂肪がたまりやすいということ。朝、菓子パンとコーヒーですませるより、食パンにタンパク質を含む卵とビタミン・ミネラルを含む野菜サラダをつけるほうが、あらゆる面から太らない食事になります。

そこで、毎食きちんととるようにしたいのが副菜。野菜を中心にきのこ、海藻などを組み合わせて１２０ｇ（副菜2個分）を献立に加えましょう。副菜をつけることで、パンとコーヒーだけではどうしても感じるもの足りなさが減り、噛む回数も増えるのでダイエット中にも好都合。よく噛むと、満腹感を得やすくなります。

副菜の用意は手間だと思うかもしれませんが、紹介しているダイエットスープはすべて副菜2個分をまかなえますし、多めにつくって何回かに分けて食べてもOK。スープは加熱することが多いので、ぜひ生の野菜も加えてみて。ミニトマトやきゅうりなど、洗えば食べられる野菜は手軽です。細かく切った野菜に、水、レモン汁（大さじ1）と氷、お好みでハチミツをミキサーにかけて生野菜ジュースにしても。

Pick Up 食材

＊ **大根**：消化作用にすぐれ、胃腸の調子を整えるほか、解毒作用もある。生食もできるし、スープにすればからだぽかぽか。

1食でとりたい!

副菜のめやす

食事のバランスをととのえるために、野菜を中心にした副菜は欠かせません。かならずメニューに加えましょう。

副菜2個分

野菜 ＋ きのこ ＋ 海藻 ＝ 120g

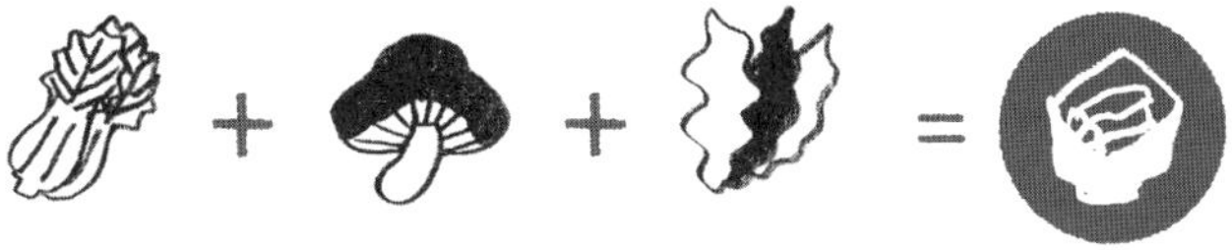

×2

「紹介している
ダイエットスープはすべて副菜2個分を
満たしています!」

O 低エネルギーで栄養満点
おすすめの副菜

おひたし

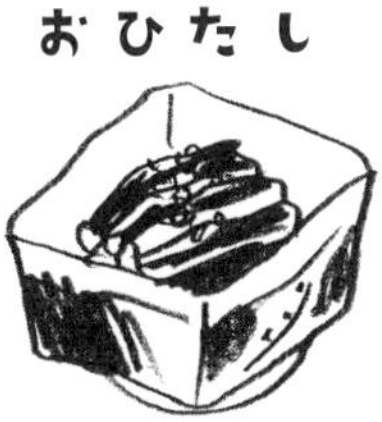

煮物

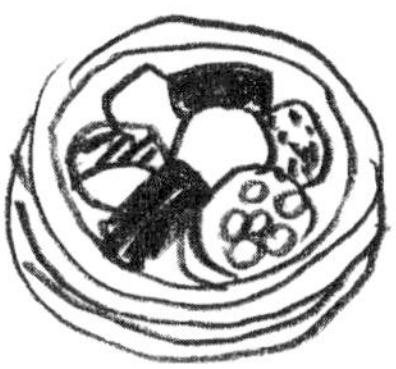

1品
50kcal
程度

X 糖質&脂質が多い
控えたい副菜

ポテトサラダ

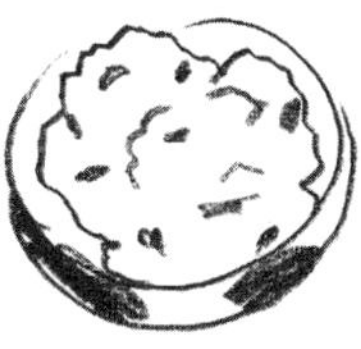

マカロニサラダ

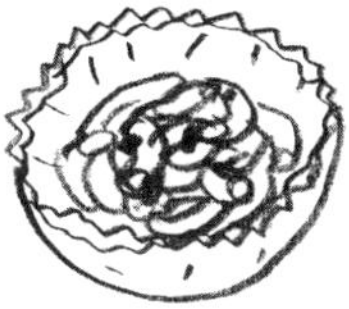

1品
100kcal
以上

主食 + 主菜 + 副菜

これ1杯で定食と同じバランス！ 朝ごはんにおすすめ

玄米もちの白みそ雑煮汁

238kcal
塩分 1.7g

材 料（2人分）

若鶏もも皮なし（ひと口大に切る）……100g
酒……小さじ1

かぶの根（8等分に切る）……2個
かぶの葉（3㎝に切る）……40g
しいたけ（十字に飾り切り）……2個
にんじん（5㎜幅の輪切りにし花型で抜く）……6枚
かつお・昆布だし（☞ 65 ページ）……1と1/2カップ（300mℓ）

A
甘みそ……大さじ1と1/2
塩……小さじ1/5
しょうゆ……小さじ1/3

玄米もち……2個（100g）

作り方

1 鶏肉は酒をからめる。玄米もちはトースターや網などで焼く。

2 鍋にだしとかぶの根を入れてふたをして6〜7分煮る。鶏肉、しいたけ、にんじんを入れてさらに5分煮、あくが出たらとる。

3 玄米もち、かぶの葉を入れてさっと煮、Aで味をととのえたら、器に盛りつける。

とうがらしやゆずをふって、
辛みや香りをつけてもおいしい

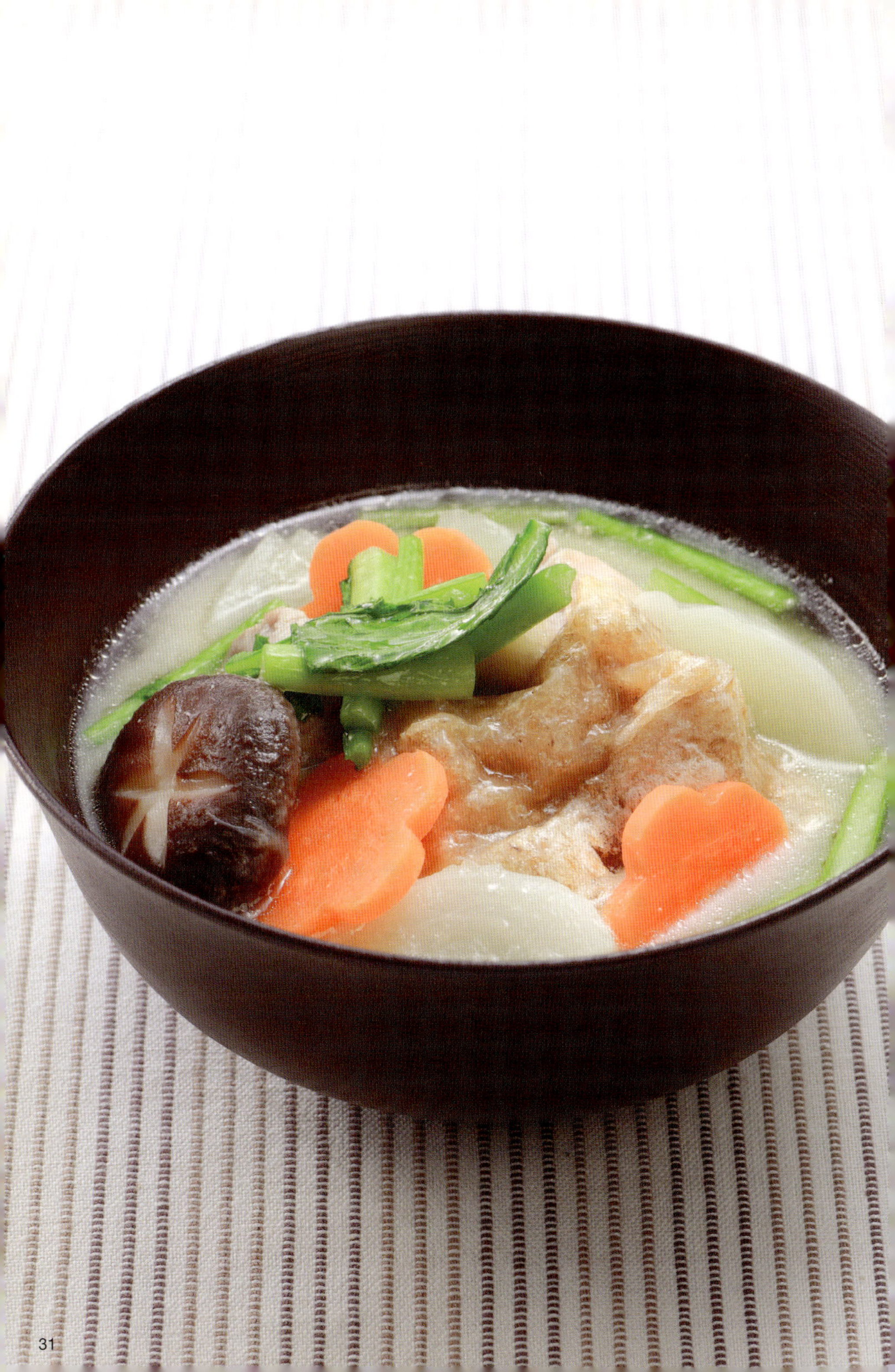

スープで学ぶ
栄養講座4

ごはんって どれくらい食べていいの？

主食はごはんがおすすめ 1食はお茶わん1膳分（120～150g）がめやす

玄米って、からだにいいといわれていますね。玄米はお米のもみがらだけを除いたお米のことで、胚芽《はいが》とぬかが残っています。胚芽には胚乳《はいにゅう》部分のでんぷん（＝糖質）の代謝に必要なビタミンB群、ぬかには細胞の老化を防ぐビタミンEや腸内環境を整える食物繊維が豊富です。しかし、白米は、精米される段階でこの栄養たっぷりな胚芽とぬかが取り除かれてしまっています。

このように、白米VS玄米ならば、俄然《がぜん》玄米を食すべきという結論に。ただし、玄米は消化吸収の弱い人では栄養をとりきれなかったり、炊きにくさの面や味わいなどで、敬遠したいという人もいます。そこで、おすすめしたいのが「胚芽米」です。特別な精米方法で胚芽部分を残したお米です。炊飯器で普通に炊くこともでき、食感も白米に近く食べやすいです。白米を食べたいときは、雑穀を混ぜるなどで栄養をとれる方法を工夫するといいでしょう。ごはんの種類を変えて楽しむのも、無理なく続けるコツ。

ごはんのめやすは、1食で1膳《ぜん》120～150gです。主食の基本となるごはんがお茶わんにどれくらいの量になるかは、ぜひ一度きちんと計ってみて！　パンを主食にするときには、ジャムやバターの量に注意。食パン1枚とごはん1膳のエネルギー量は、パンのほうが少なくなっていますが（左図参照）、ジャムやバターをたっぷりつけてしまうとカロリーオーバーの原因に。パスタや中華麺はそれだけでエネルギー量が高いので注意。パスタなら1食70gが適量です。

Pick Up 食材

＊ **玄米もち**：ビタミン・ミネラルが豊富で、脂肪になりにくい。玄米ならではの、食感とこうばしさを楽しめる。

知っておこう!

1食分のごはん・パン・麺類のエネルギー量

1食の献立は500kcal。そのうち、主食は200～240kcal（2.5～3点）の範囲にするのが適量。パスタや中華麺はカロリーが高いので食べる量に注意!

玄米ごはん

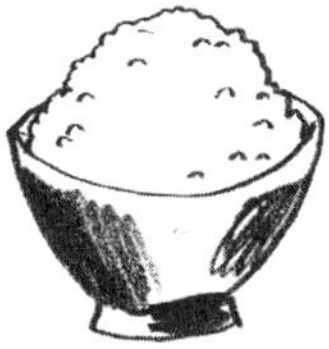

- 120g…198kcal（2.5点）
- 150g…248kcal（3点）

＼おすすめ／胚芽ごはん

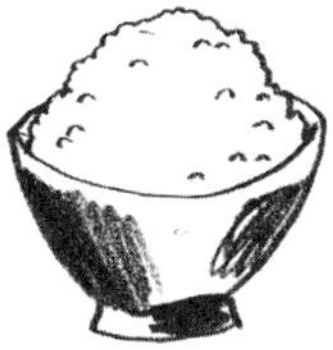

- 120g…200kcal（2.5点）
- 150g…250kcal（3点）

白米ごはん

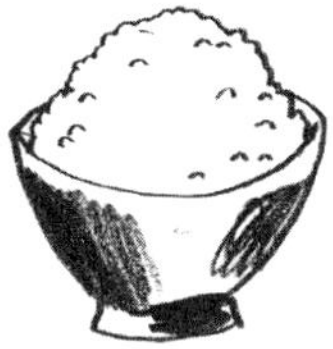

- 120g…201kcal（2.5点）
- 150g…252kcal（3点）

食パン

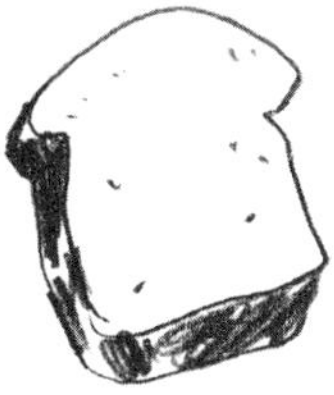

- 6枚切り1枚（60g）…158kcal（2点）

そば（ゆで）

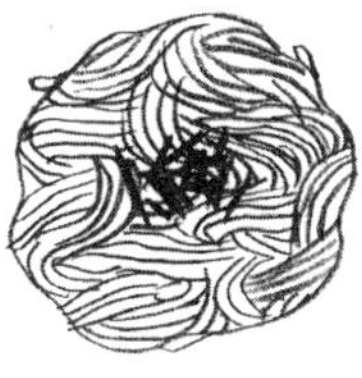

- 1玉（170g）…224kcal（2.8点）

うどん（ゆで）

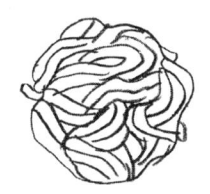

- 1玉（250g）…263kcal（3.3点）

パスタ（乾麺）

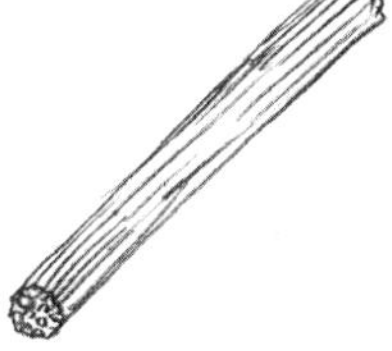

- 100g…378kcal（4.7点）

蒸し中華麺（やきそばの麺）

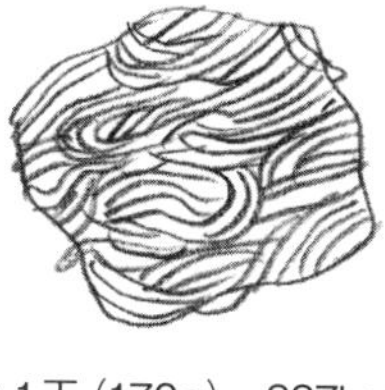

- 1玉（170g）…337kcal（4.2点）

生中華麺（ラーメンの麺）

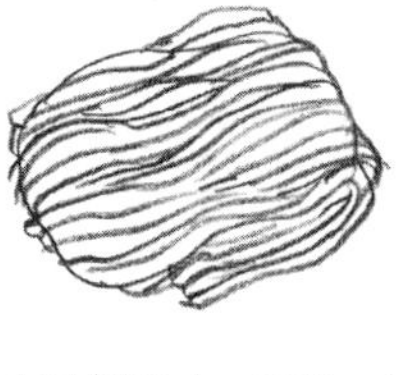

- 1玉（130g）…365kcal（4.6点）

※（　）内は「四群点数法」における第4群の点数。

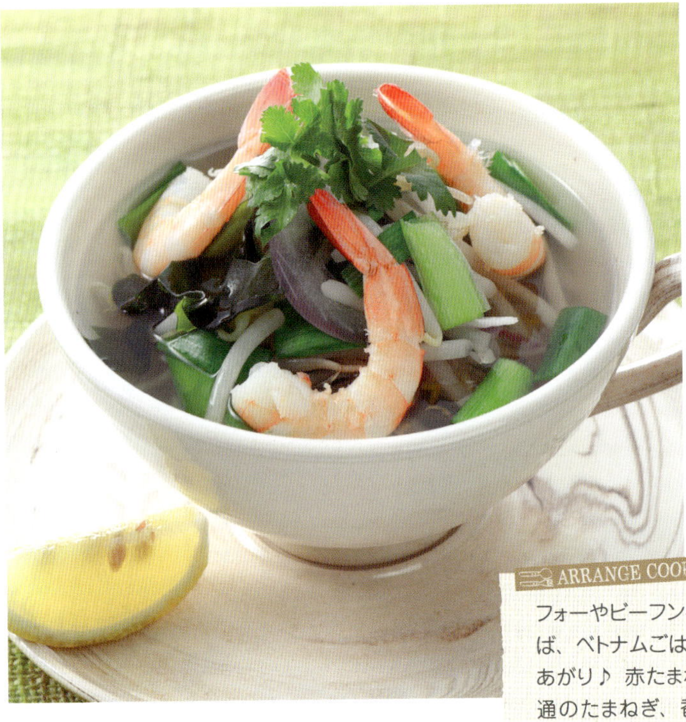

ARRANGE COOKING

フォーやビーフンを入れれば、ベトナムごはんのできあがり♪ 赤たまねぎ→普通のたまねぎ、香菜→みつばに代えても。

異国情緒漂うオリエンタルな香りが食欲をそそります

えび入りエスニックスープ

50kcal
塩分 1.9g

副菜 ×2

材料（2人分）

A
- 殻つきえび（1節残して殻をむく）……6尾
- 酒……小さじ1

A
- しょうが（薄切り）……3枚
- 固形コンソメ……1/4個
- 酒……小さじ1
- 水……1と1/2カップ（300mℓ）

もやし……150g
赤たまねぎ（薄切り）……1/4個
ニラ（2㎝幅に切る）……5本
カットわかめ……小さじ2
ナムプラー……小さじ2
こしょう……少々
香菜（1㎝幅に切る）……3本
レモン（くし形に切る）……1/4個

作り方

1 えびは酒をからめる。

2 鍋にAを入れて温まったら弱火にする。えびを入れて1分加熱したら、取り出しておく。

3 2の鍋にもやし、赤たまねぎを入れてふたをして2～3分煮る。わかめを加え、ナムプラー、こしょうで味をととのえたら、ニラを入れてさっと煮る。

4 器に盛りつけ、2のえびと香菜を飾り、レモンを添える。

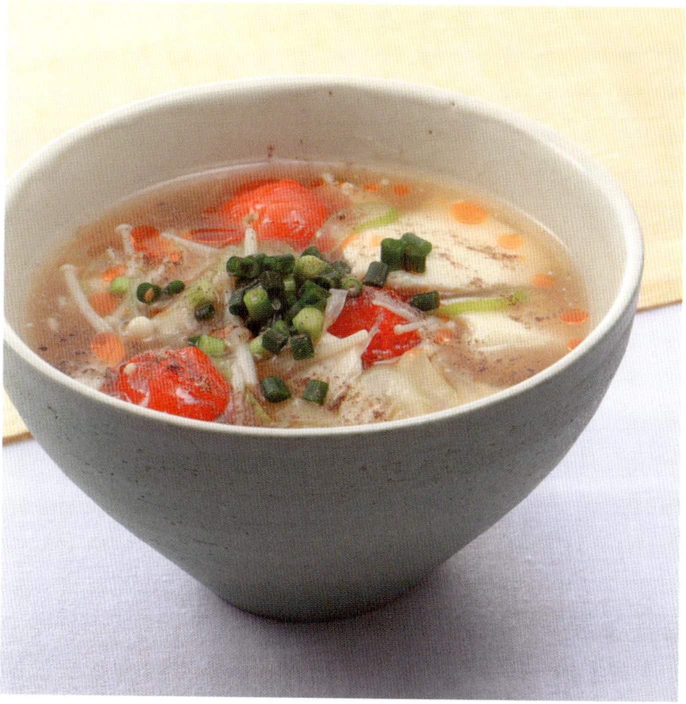

やさしい酸味とピリ辛がカラダにHOTないい刺激☆

鶏肉入りの酸辛湯《サンラータン》

107kcal
塩分 1.3g

×2
副菜

材料（2人分）

- 若鶏のささ身（そぎ切り）……1本
- 酒……小さじ1

絹ごし豆腐……1/4丁（75g）
ミニトマト（へたをとる）……10個
長ねぎ（斜め薄切り）……1本
えのきたけ（半分に切る）……1/2パック（50g）

A
- 鶏ガラスープの素……小さじ1/2
- 水……1と1/2カップ（300mℓ）

片栗粉（2倍の水で溶く）……小さじ2
こしょう（お好みで）……少々
ラー油（お好みで）……少々
こねぎ（小口切り）……2本

B
- しょうゆ……小さじ1
- 塩……小さじ1/5
- 酢……小さじ2
- こしょう……少々

作り方

1 鶏肉は酒をからめる。

2 鍋にAを沸かして鶏肉を入れ、あくが出たらとる。えのきたけ、長ねぎ、ミニトマトを加えてさっと煮る。

3 豆腐をスプーンですくい入れて、Bで味をととのえたら、水溶き片栗粉でとろみをつける。

4 器に盛りつけ、お好みでさらにこしょう、ラー油をかけ、こねぎをちらす。

スープで学ぶ
栄養講座5

おいしく減塩して ダイエットに備えよう！

おいしい食事に欠かせない塩分 でも、とりすぎはむくみの原因に！

素材の旨味《うまみ》を引き出し、おいしく食べるために欠かせない塩分。からだにとっては、ミネラル成分のナトリウムも欠かせません。しかし、過剰にとりすぎると健康を害する危険が高まるだけでなく、ダイエットの妨《さまた》げにも。甘いものやお肉だけをダイエットの敵と見なす風潮もありますが、塩分のとりすぎも太る原因になります。塩分を過剰に摂取すると、体液の塩分濃度を低下させようと水分をためやすくなって、からだはむくんだ状態に。むくんでいると血流も滞《とどこお》り、代謝能力も引き下げてしまうのです。

推奨される1日の塩分量は、女性で7・5g、男性で9g。女性の場合、1食で考えるなら2・5gがめやすです。この量は普通の食事をしていれば、まず摂取できています。むしろ、摂取量が多くなってしまうことが問題なため、減塩が叫ばれています。一般的なおみそ汁には1杯約2g、パンにも約1gの塩分が含まれています。加工食品や練《ね》り製品、塩蔵品にはとくに多く含まれているので注意が必要です。食塩として料理に加えていないと思っても、案外気づかないところで塩分を摂取していることを知っておきましょう。

そこで、塩分摂取を控えめにすること、排出をうながすことはとても大切です。料理に酸味をきかせたり、薬味やスパイス、ハーブなどを利用すると、塩分を減らしてもおいしくいただけます。また、塩分の排出にはカリウムが豊富な野菜や海藻を十分に食べることが大切。体内の塩分濃度を調整してくれます。この本で紹介しているスープはどれも、塩分2g未満。安心して食べられますね。

Pick Up 食材

＊**えび：**1点（＝80kcal）重量が90gと満足度が高い。血中コレステロールを下げる、タウリンという旨味成分も豊富。

アイデア次第！

塩分を控えてもおいしい料理の工夫

塩分を少なくするだけでは、味気ない食事になってしまう可能性が。
そこで、塩分を控えながらもおいしくいただけるアイデアを紹介しましょう。

idea*1

だしを活用する

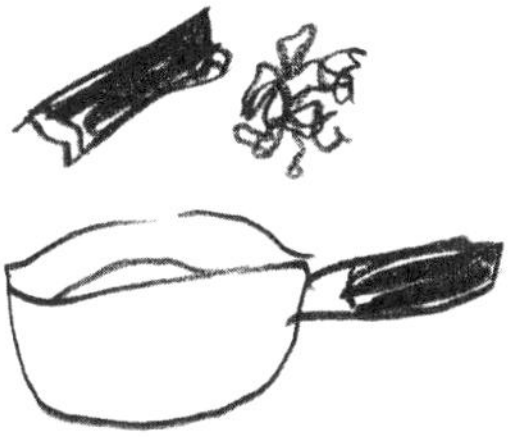

手軽な顆粒だしが主流ですが、本書でもいくつかのだしのとり方（P65、P84）を紹介しているので、自分でとっただしの味を楽しんでみて。素材の味をおいしく引き出してくれます。

idea*2

酸味や辛味をアクセントに

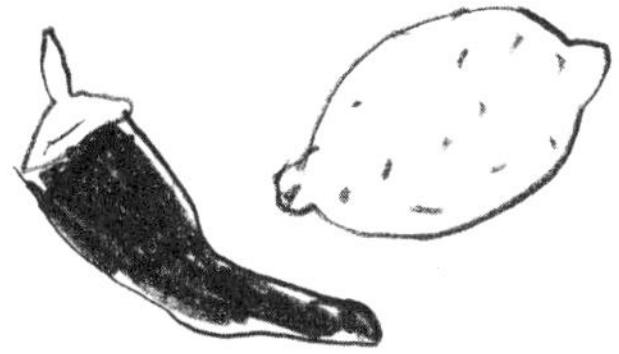

こしょうや七味とうがらしなどの香辛料をきかせてみたり、酸味のアクセントをつけるのもおすすめ。焼き魚もしょうゆより、ポン酢にすると塩分摂取を控えられます。

idea*3

香味野菜やスパイスをたっぷり

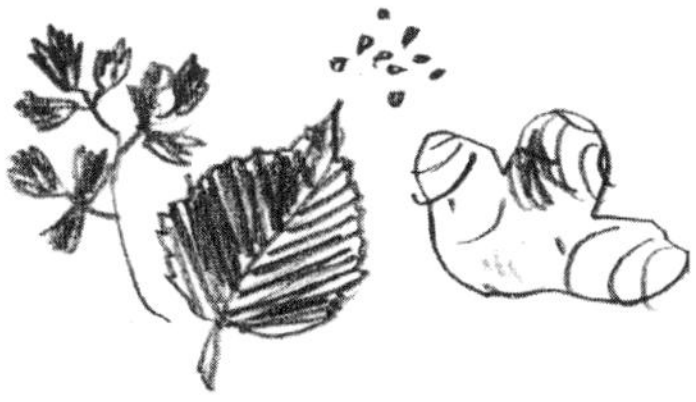

しょうが、ねぎ、ごま、香菜、ハーブなどを薬味として加えるだけで、味に変化が生まれ、うす味でも味の幅がぐーんと広がります。

idea*4

きちんと計量する

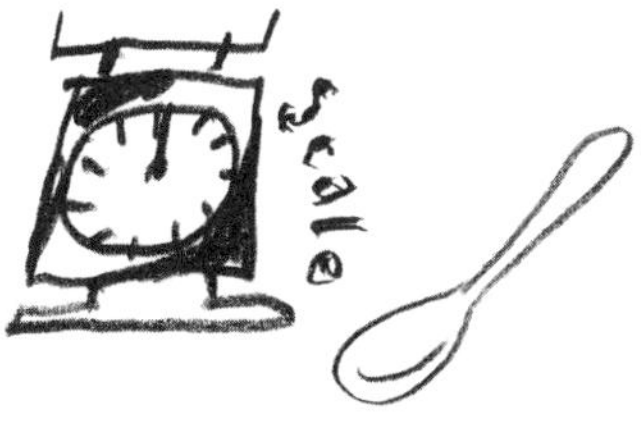

塩や調味料は、きちんと計量してから調理しましょう。塩分のとりすぎを防ぐことができるし、レシピ通りのおいしい味を再現できちゃいます。

×2
副菜

トマトジュースで手軽に完成！　ビタミンもたっぷり

ラタトゥイユ風スープ

73kcal
塩分 1.3g

材料（2人分）

なす（半月切り）……1本
たまねぎ（薄切り）……1/2個
ズッキーニ（半月切り）……1/2本
黄パプリカ（乱切り）……1/4個
にんにく（薄切り）……1/2かけ
A
- トマトジュース（無塩）……1本（160g）
- 水……1と1/4カップ（250mℓ）
- 固形コンソメ……1/4個

塩……小さじ2/5
こしょう……少々
オリーブオイル……小さじ1
バジル（あれば）……適宜

作り方

1 鍋にオリーブオイルとにんにくを入れて弱火で熱し、よい香りがしてきたら、なす、たまねぎ、ズッキーニ、黄パプリカの順に炒め合わせる。

2 Aと塩の半量を入れて20分煮る。

3 残りの塩、こしょうで味をととのえ、器に盛りつけてバジルを飾る。

ARRANGE COOKING

パスタを入れれば主食にもなり、肉や魚を入れて主菜としても。

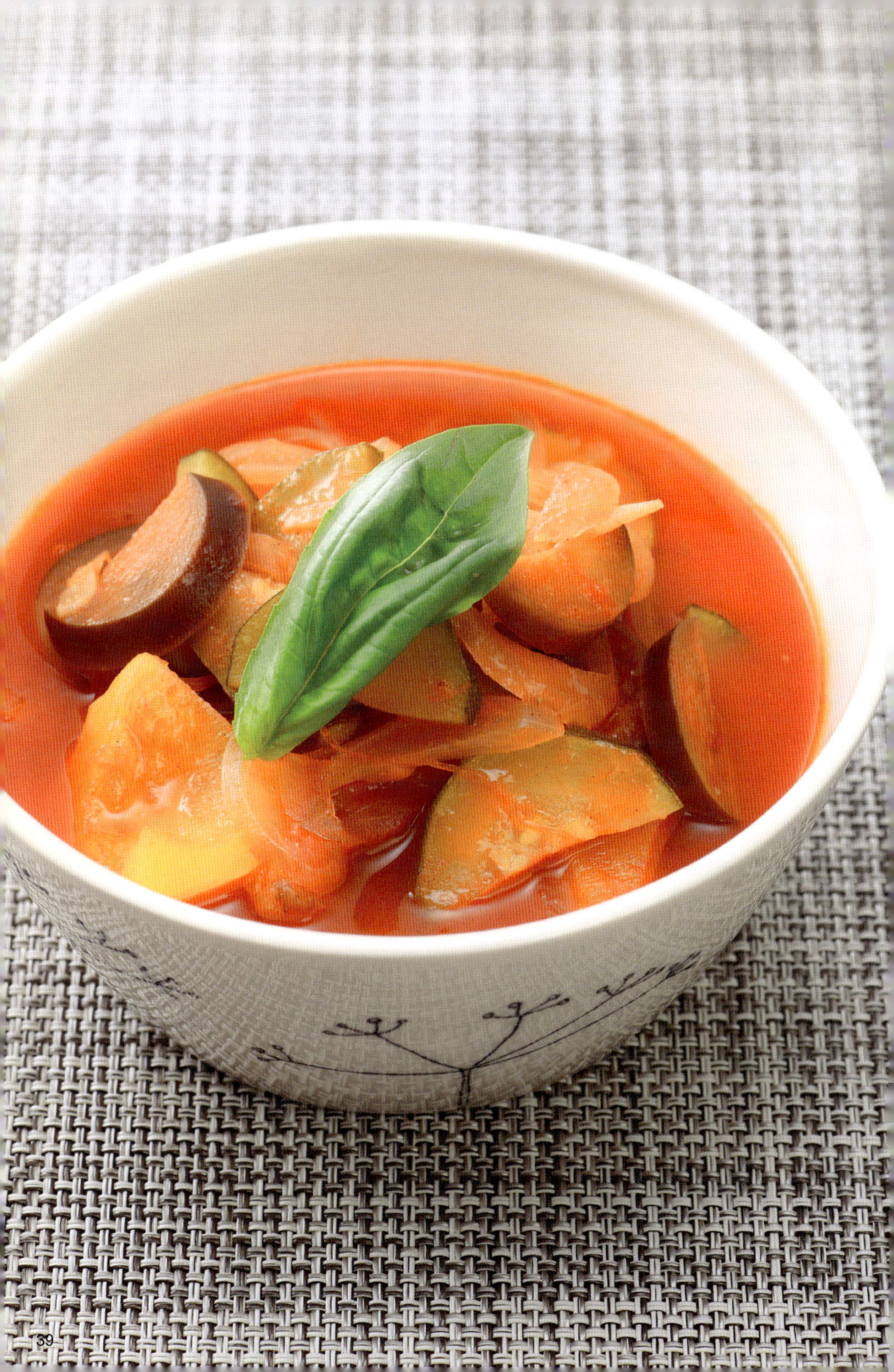

スープで学ぶ
栄養講座6

ビタミン・ミネラルってどんな栄養?

ビタミン・ミネラルは美と健康の強力なサポーター

エネルギー源となる3大栄養素に加え、からだにとって重要な栄養素にビタミン・ミネラルがあります。この5つの栄養素によって、私たちのからだはつくられ、維持されています。

ビタミンは、からだのさまざまな機能を調整・サポートしています。例えば、糖質の代謝にはビタミンB_1が不可欠。主食として白米ごはんやパンだけ食べても、このビタミンB_1が不足すると、エネルギーとして活用できないのです。そのため、ビタミンが豊富な主菜や副菜を主食と一緒に食べることが大事になってくるというわけ。玄米や胚芽米であれば、胚芽部分にビタミンB_1が豊富なので、それだけで摂取エネルギーを活動エネルギーに変えやすいのです。また、元気のビタミンともいわれるビタミンC。美肌にも効果を発揮してくれます。一部のビタミンは、水に溶けやすいものもありますが、スープなら逃さず摂取できますね。

つぎに、ミネラル。からだを構成する材料になるとともに、からだの機能調整にもかかわります。骨の形成にかかわるカルシウムやマグネシウム、赤血球のヘモグロビンに含まれる鉄などが、ミネラルの一種です。

お菓子で食事を済ませるような偏った食事や、無理なダイエットをしているとどちらの栄養素も不足しがち。すると、代謝が滞《とどこお》って、からだもつくられないことに。ビタミン・ミネラル不足を防ぐためにも、エネルギー量だけでなく食材を意識して、「主食＋主菜＋副菜」をそろえた食事をしていきましょう。

Pick Up 食材

＊**トマト：**赤色成分リコピンの抗酸化作用で、ガン予防などが期待。ビタミンCやカリウムが豊富なので、積極的にとりたい。

不足しがち！

ビタミン・ミネラル＋食物繊維について

きれいになるために欠かせないビタミン・ミネラルや食物繊維。
野菜に多く含まれるので、副菜をちゃんととって不足を防ぎましょう。

ビタミンの働きと多く含む食品

からだのあらゆる機能を調整・サポートする栄養素。

ビタミン B_1	糖質をエネルギーに変える	玄米・胚芽米・大豆・松の実
ビタミン B_2	エネルギー代謝をサポート	鶏卵・牛乳・モロヘイヤ
ビタミン B_6	タンパク質の代謝をサポート	マグロ・鶏ささ身・にんにく・バナナ
ビタミン C	コラーゲン合成のサポートや抗酸化作用	芽キャベツ・ブロッコリー・いちご・オレンジ
ビタミン A	目や皮膚の健康維持	レバー・にんじん・モロヘイヤ・かぼちゃ
ビタミン D	カルシウムの働きをサポート	サケ・丸干しいわし・干ししいたけ
ビタミン E	酸化を防ぎ、血流をよくする	綿実《めんじつ》油《ゆ》・アーモンド・松の実・かぼちゃ
ビタミン K	血液の凝固作用と骨の形成	納豆・モロヘイヤ・ほうれん草・小松菜

ミネラルの働きと多く含む食品

からだの構成材料になるとともに、からだの機能調整にもかかわる栄養素。

マグネシウム	おもに循環器や骨の健康をサポート	玄米・胚芽米・そば・大豆・豆乳・ほうれん草
カルシウム	骨や歯の形成	牛乳・ヨーグルト・丸干しいわし・小松菜
鉄	赤血球の成分を構成する	レバー・しじみ・豆乳・小松菜
亜鉛	細胞の生成やタンパク質合成にかかわる	かき・牛もも肉（赤身）・玄米・胚芽米
カリウム	ナトリウムとともに生命活動を維持	ほうれん草・トマトジュース・バナナ・納豆

食物繊維の働きと多く含む食品

日本では、人の消化酵素で消化されない食物中の成分と定義されています。腸の働きを活発にして排便をうながしたり、コレステロールの体外排出促進、糖質の吸収をゆるやかにするなどの働きをします。野菜やきのこに多く含まれます。

主菜 + 副菜 ×2

お鍋でコトコト煮込んで素材のおいしさまるごといただきましょう

あったかポトフ

256kcal
塩分 1.5g

材 料（2人分）

［若鶏手羽元……２本（90g）
　酒……小さじ１

［水……350mℓ
　昆布……２㎝角

ウインナーソーセージ……２本（30g）
じゃがいも（半分に切る）……２個
にんじん（1㎝の輪切り）……1/2 本
たまねぎ（6等分に切る）……１個
スナップえんどう（すじを取る）……10 本
ローリエ……1/3 枚
塩……小さじ 2/5
こしょう……少々
粒入りマスタード……小さじ１

ARRANGE COOKING

粒マスタードの代わりにゆずこしょうで和風テイストにしても楽しめる。

作り方

1 鶏肉は酒をからめる。

2 鍋に水と昆布、塩の半量を入れて火にかけ、沸騰直前に昆布を取り出す。鶏肉、じゃがいも、にんじん、たまねぎ、ローリエを入れてあくが出たらとり、ふたをして弱火で 20 分煮る。

3 ウインナー、スナップえんどうを加えて5〜10 分煮たら、残りの塩、こしょうで味をととのえる。

4 器に盛りつけ、粒マスタードを添える。

1日おくと旨味が増してさらにおいしい

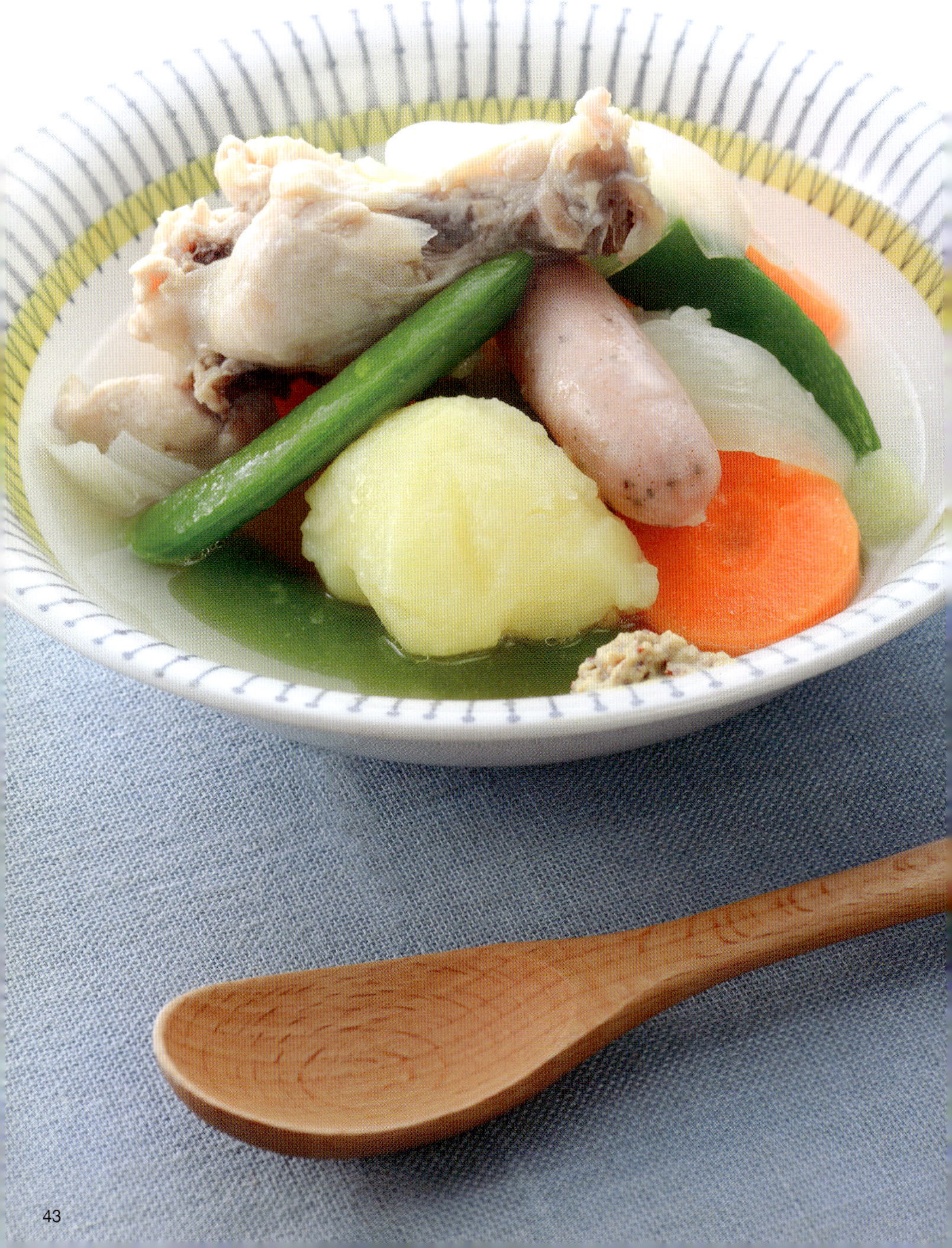

スープで学ぶ 栄養講座7

どんな飲み物を どれくらい飲んだらいい？

水分補給はノンカロリーの水かお茶がおすすめ ジュースや炭酸飲料はおやつカウントで

ダイエット中に案外見落としがちなのが飲み物。「ほとんど水分だから、カロリー低いんでしょ？」と、ペットボトルのミルクティをごはんのおともに。スポーツジムに通いはじめ、スポーツドリンクをがぶ飲み。これじゃあ、せっかくのダイエットが水の泡～。水分のとり方も気をつけたいですね。

砂糖入りのコーヒーや紅茶、ジュース、炭酸飲料などを飲むと、糖分がダイレクトに吸収されて血糖はすぐさま上昇。ビタミンもほとんど入っていないため、エネルギーとして消費されにくく、脂肪の増加につながりやすくなります。コンビニやカフェで売られているカフェオレやココアなどは、1杯200キロカロリー以上あるものも少なくありません。よく飲んでいる人は、お店や商品情報表示で一度カロリーをチェックしてみて。こういったものは水代わりとしていつも飲むのではなく、ときどき楽しむものにしていきましょう。そして、糖分が高いので、飲むときはおやつカウントの80キロカロリー程度までに量を調整していただくといいですね。

毎日の水分補給は、水やお茶などノンカロリーのものに。炭酸が好きな人は、砂糖が入っていない「炭酸水」でもOK。水をたくさん飲むとやせるという説もありますが、のどが乾いていないのに、多量の水を飲むのは考えもの。胃酸がうすまって、胃に負担をかけてしまいかねないからです。のどが乾いたときや食事中などに、1杯ずつ飲むようにしていれば、普通は問題ありません。

Pick Up 食材

＊ **ウィンナー**：脂質が８割を占めるので、きざんで野菜炒めにするなど、味だし程度に１日に１本までがめやす。

水分補給は水かお茶!

飲み物のエネルギー量を知っておこう

飲み物も摂取エネルギーのひとつです。砂糖やミルク入りでは、エネルギー量が高くなります。普段の水分補給は、水かお茶にしましょう。

水

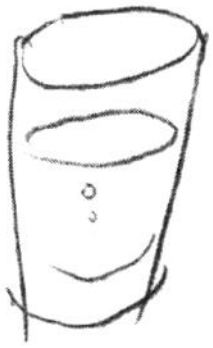

● コップ1杯(180mℓ)
…0kcal

玄米茶・ほうじ茶

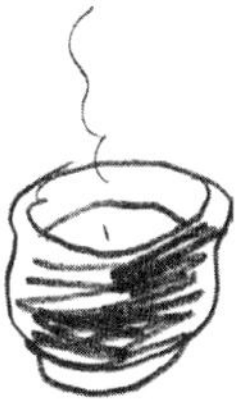

● 湯のみ1杯(150mℓ)
…0kcal

紅茶

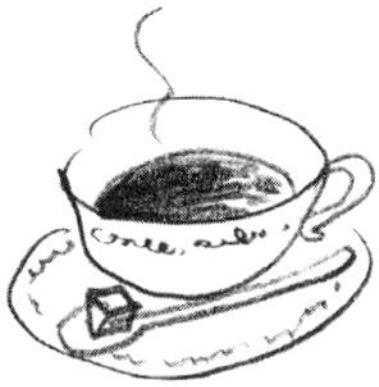

● ストレート1杯(150mℓ)
…2kcal

● 砂糖(1本＝3g)・レモン入り1杯(150mℓ)…15kcal

コーヒー

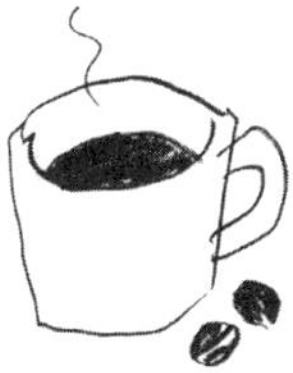

● ブラック1杯(150mℓ)
…6kcal

● コーヒー飲料1杯(150mℓ)
…57kcal

ココア

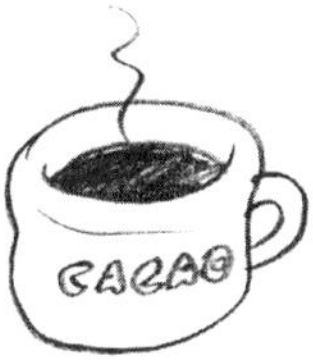

● カップ1缶(190mℓ)
…125kcal

コーラ

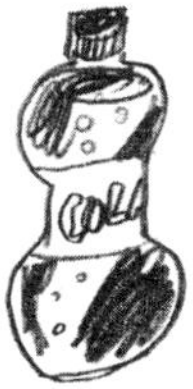

● ペットボトル1本(500mℓ)
…225kcal

りんごジュース(濃縮還元)

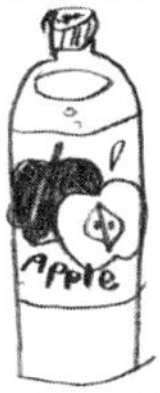

● ペットボトル1本(500mℓ)
…215kcal

野菜ジュース

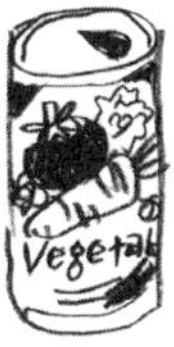

● 1缶(190mℓ)…70kcal

スポーツドリンク

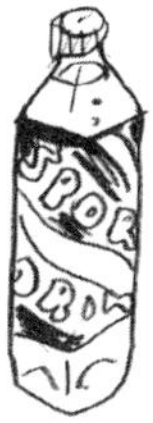

● ペットボトル1本(500mℓ)
…125kcal

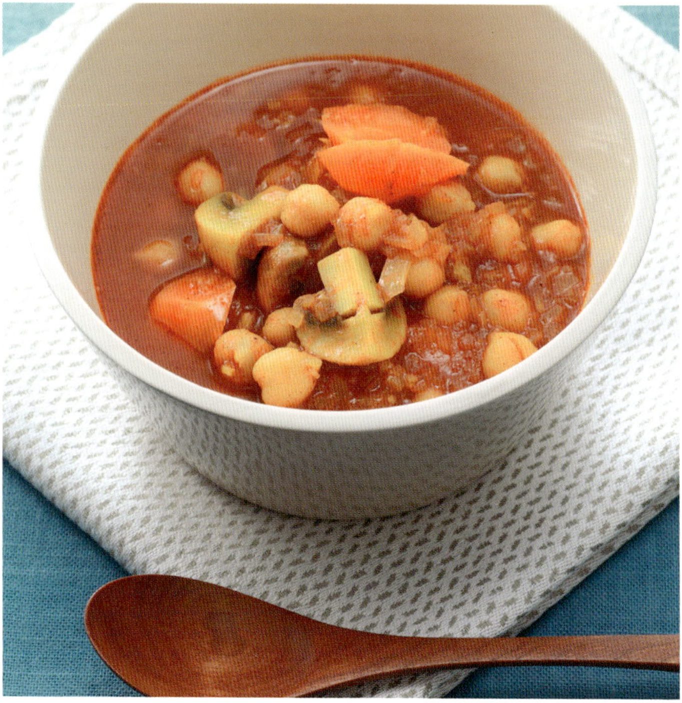

スパイシーな中にひよこ豆の甘さが引き立ちます

ひよこ豆のカレースープ

192kcal
塩分 1.3g

主菜 + 副菜 × 2

材料（2人分）

ゆでひよこ豆（缶詰）……100g
たまねぎ（みじん切り）……1/2 個
にんじん（乱切り）……1/2 本
しょうが（みじん切り）……1/2 かけ
にんにく（みじん切り）……1/2 かけ
マッシュルーム（4等分に切る）
……大3個（1/2 パック）
カレー粉……小さじ2

A
- トマトジュース（無塩）……1本（160g）
- 水……150mℓ
- 本みりん……大さじ 1/3

塩……小さじ 1/2
油……大さじ 1/2

作り方

1 フライパンに油、しょうが、にんにくを入れて熱す。よい香りがしてきたら、たまねぎを入れてふたをし、ときどき混ぜながら甘みが出るまで炒め、にんじん、マッシュルームの順に入れてさらに炒める。

2 カレー粉を加えて混ぜ、A、ひよこ豆、塩の半量を加えてふたをして10分煮る。

3 残りの塩で味をととのえたら、器に盛りつける。

ARRANGE COOKING

胚芽ごはんや分《ぶ》搗《つ》きごはんと合わせて、オシャレにスープランチにも。

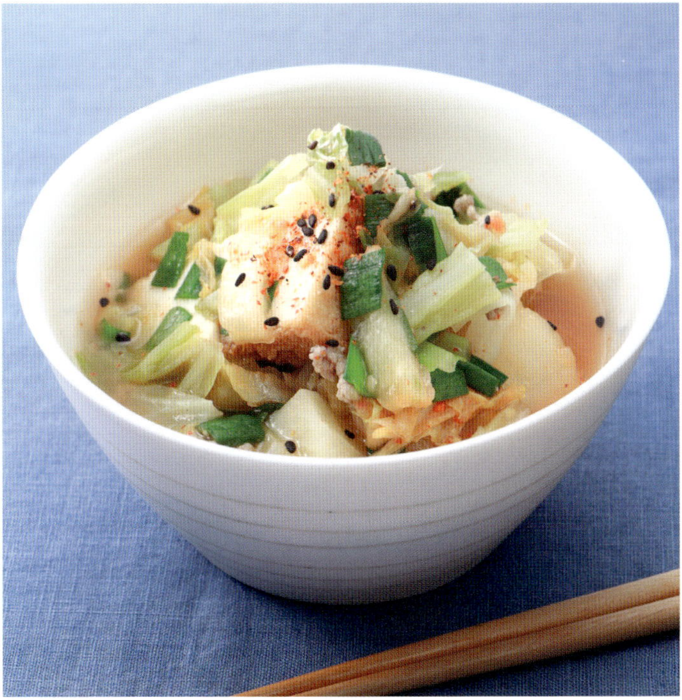

キムチのスープをしっかり吸った具がとにかく味わい深い

キムチ入りピリ辛スープ

198kcal
塩分 1.8g

主菜 + 副菜 × 2

材 料（2人分）

豚ひき肉（赤身）……30g
厚揚げ（熱湯をかけて油抜き後、半分に切り1cm幅に切る）……100g
キャベツ（ざく切り）……1/8 個
ニラ（1cm幅に切る）……６本
じゃがいも（８等分に切る）……１個
白菜キムチ（きざむ）……40g

A
- にんにく（半分に切り芽をとる）……１かけ
- しょうが（薄切り）……３ 枚
- かつお・昆布だし（☞ 65 ページ）……350mℓ

B
- みそ……小さじ 2
- しょうゆ……小さじ 1

黒ごま……小さじ 1/2

作 り 方

1 鍋に A とじゃがいもを入れて火にかける。沸騰したら弱火にして、ふたをして 10 分煮る。

2 豚肉を加えてあくが出たらとり、キャベツを加えて3分煮る。さらにキムチ、厚揚げを加える。

3 B で味をととのえ、ニラを加えたら、器に盛りつけて黒ごまをふる。

おなかがすいてから食事をすれば太らない!

スープで学ぶ
栄養講座8

〝おなかグゥ〜〟はしあわせのベル! この音を聞いて食事ができるように量を見直そう

人前で「グゥ〜」っというおなかの音。ちょっとはずかしいですね。でも、おなかがすいたこの音を聞くのって、実はとても大切なことなんです。この音はからだの中に血糖が少なくなってくるとそれを脳が察知して、私たちに食べ物を口に入れるように教えてくれるサイン。私は、このおなかの音を「しあわせのベル」と呼んでいます。本来このベルの音を聞いて食事をするのがいいのですが、案外聞いていない人も多いのでは? 基本的に食事量が多かったり、おなかがすく前についついおかしに手を伸ばしてみたり……。ベルの音を聞き、おなかがすいて食事ができるように、普段の食事量を調整していくのも自分の適量を知るポイントかもしれません。ぜひ、このベルの音をみなさんも聞いてください。

それから、からだにちょうどよく食事をコントロールするにあたって、重要な食べ方。それは、1日1600キロカロリーを3食コンスタントに分配して食べるということ。くり返しになりますが、食べる量を減らすだけでバランスを欠いた食事では代謝はうまくいきません。からだに必要な栄養素もとれず、便秘にもなりやすい状態。自分に必要な食べ物の「質」「量」「頻度《ひんど》」を見つけていきましょう。

夜の食事が遅くなってしまう人は、夕方、おなかがすいたときにおにぎり1個でいいので主食はすませておくのがおすすめ。そして、帰宅後は主菜と副菜のみいただくようにすると消化にもよく、よりよい睡眠にもつながります。こんなときこそ、ダイエットスープの出番です。

Pick Up 食材

＊ **ひよこ豆：** 別名ガルバンゾ。淡泊な味わいで、どんな料理にも合わせやすい。市販の水煮缶やパックも便利。

これで大丈夫!

おなかを満足させる食べ方

ダイエット中の食事は、もしかすると「もの足りない！」と感じることがあるでしょう。そこで、満足感がアップする食べ方をご紹介します。

1回の食事は 20～30分で

脳が「ちゃんとごはんを食べた」とキャッチするには、だいたい20分は必要。なので、早食いだと満足感を得にくくなります。かといって、だらだら食べ続けると、消化がうまくいきません。

よく噛んで食べる

よく噛むと口の中で唾液としっかり混ざり、口の中での消化が進みます。こうすることで、体内ですみやかに吸収されて、満腹感も得やすい状態に。食べ物の甘味も感じやすく、よりおいしく食べられます。早食い防止にもGOOD。

夜遅くなるときは 分食を

夕飯が21時以降になるときは、夕方のうちに夕食のごはん（主食）を食べておき、帰宅後におかず（主菜や副菜・汁物）を食べるようにします。空腹感も満たし、脂肪もためにくい食べ方です。

＊MEMO＊

ハレとケを意識して 充実した食生活に！

高カロリーなもの、好きなものを100％ガマンする。それでは、長続きしません。そういう食事をしたときには、満足感を存分に味わっていったんリセット。特別な食事（＝ハレ）と普段の食事（＝ケ）を分けることで、充実した食生活に。

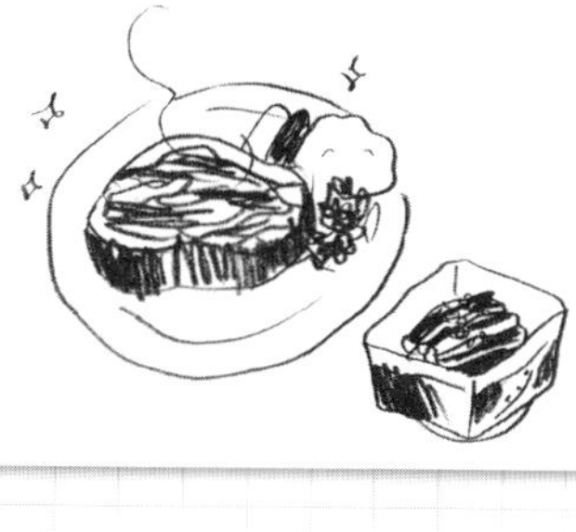

主菜 + 副菜 ×2

魚介のおいしいだしをしっかりいただく贅沢《ぜいたく》スープ

鯛とあさりの芽きゃべつ入りスープ

169kcal
塩分 1.5g

材 料（2人分）

- 真鯛（6等分に切る）……1切れ（150g）
- 酒……小さじ1
- 塩……少々

砂抜きあさり（殻つき）……130g

A
- 酒……大さじ1
- 水……350mℓ
- 塩……少々

にんにく（薄切り）……1/2 かけ
たまねぎ（繊維を断ち切るように薄切り）……1/2 個
セロリー（すじをとり薄切り）……1/2 本
芽きゃべつ（半分に切る）……小 10 個（中6個）
とうがらしの輪切り……5個
塩……小さじ 1/5
こしょう……少々
オリーブオイル……大さじ 1/2

＊**あさりの砂抜き**
あさりは3％の塩水に2～3時間つけて、冷暗所において砂抜きをする（夏場は冷蔵庫）。
［3％の塩水］1カップ（200mℓ）の水に、塩小さじ 1 と 1/5（6g）

作り方

1 鯛は酒、塩をからめる。

2 フライパンにオリーブオイル、にんにくを入れて熱し、よい香りがしてきたら、たまねぎ、セロリー、芽きゃべつ、とうがらしの順に炒め合わせる。

3 Aを加えて沸騰させ、あさりを入れてふたをしたら2分待ち、殻が開いたあさりをとり出す。

4 鯛を入れてふたをして3分煮、塩、こしょうで味をととのえる。

5 4にあさりを戻し、器に盛りつける。

芽きゃべつはきゃべつ（ざく切り）90g に代えても！

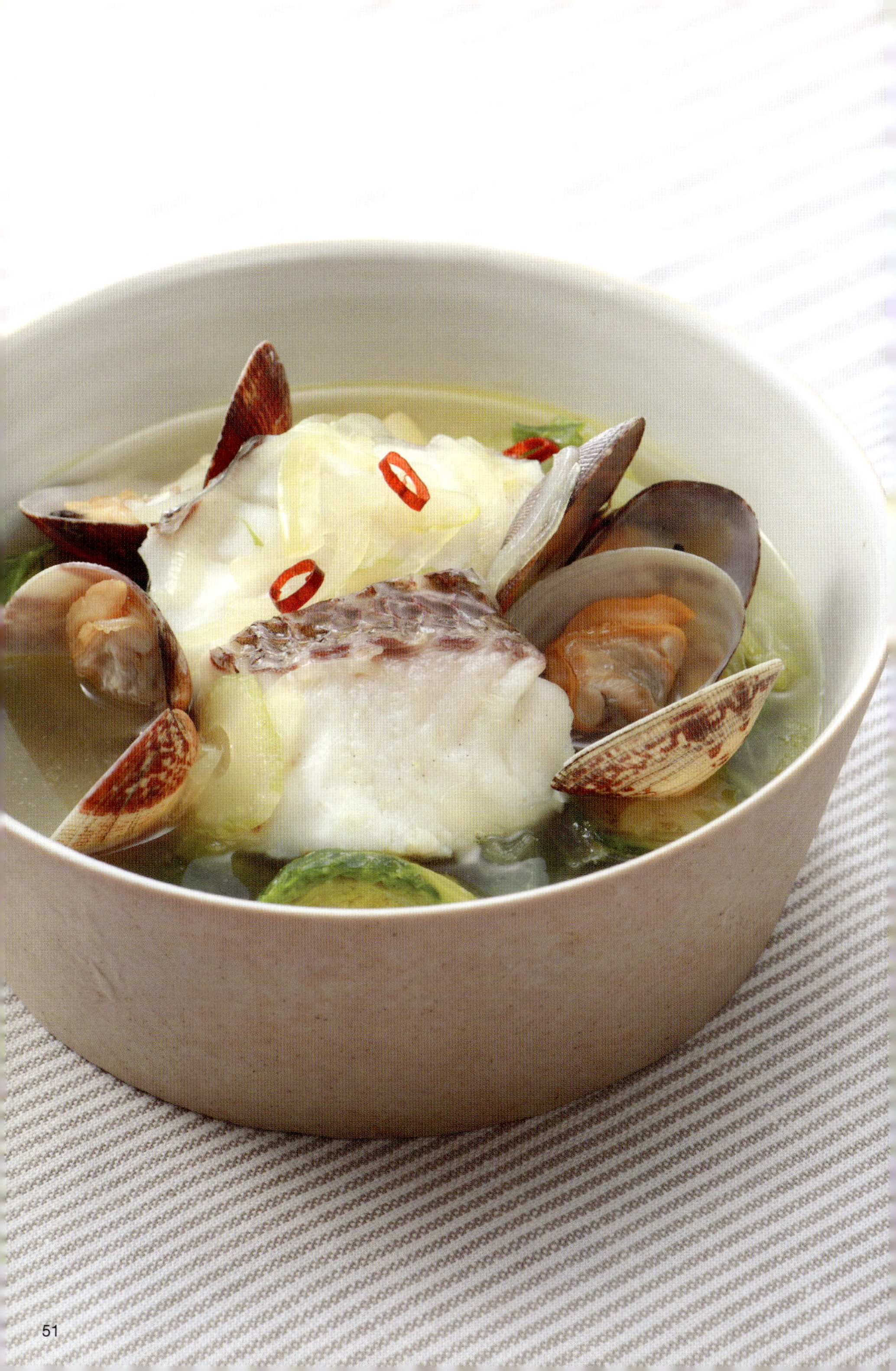

スープで学ぶ 栄養講座9

栄養を無視したダイエットは危ない!

Q ○○だけダイエットでやせる?

A これは本当に危険! ひとつの食材でからだはつくれません

りんごにバナナ、黒豆などは、ダイエットに効果があるといわれる食材です。たしかに、どれにもダイエット効果が期待できる成分が含まれます。しかし、それだけ食べていればいいかといえば絶対にNG。摂取できる栄養素、できない栄養素が極端にかたよってしまいます。同じものばかり食べていたら飽きてしまい、リバウンドもしやすい状態に。若い女性であれば妊娠・出産に影響する心配もあって、本当に危険です。○○だけとまではいわなくても、ランチは決まってサンドイッチ＆カフェオレ、なんて人はとくに、この本で栄養バランスがとれる食事によるダイエット術を身につけていきましょう。

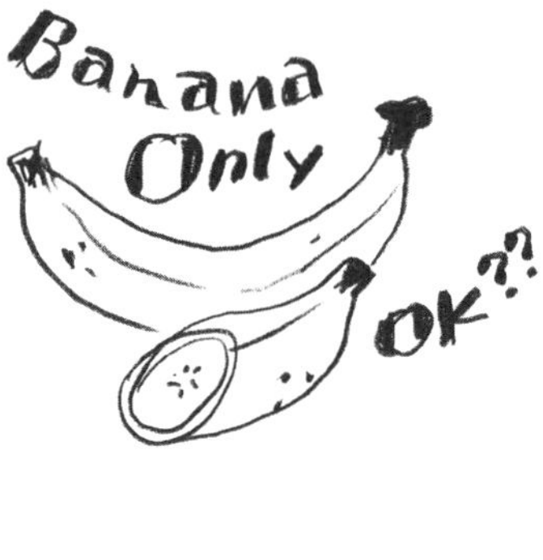

Pick Up 食材

＊ **芽キャベツ：** きゃべつよりやわらかいが、独特の苦みがある。葉《よう》酸《さん》を豊富に含み、脳血管や妊婦さんに効果的。

Q スープならなんでもいいの?

A 野菜を中心にきのこ・海藻を合わせて120g入るようにアレンジ

今回、この本で紹介しているダイエットスープは、1食分の副菜2個分をまかなえるように材料を選んでいます。アレンジしたり、新しい味に挑戦される際には野菜を中心にきのこと海藻を合わせて120g入れるようにメニューを考えてみてください。なお、市販の即席スープは具より汁が多い商品も多く、塩分摂取が過剰になります。利用したいときは1杯1～1.4g程度のものにし、フリーズドライのほうれん草やゆで野菜などの具をプラス。または汁を半分残すような工夫をしてみてください。

即席スープ1杯分の塩分量

- みそ汁…2g～
- カップスープ（粉）…1g～
- たまごスープ（フリーズドライ）…1～1.2g
- カップ春雨スープ…2～3g

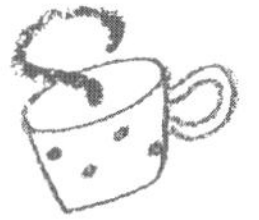

Q 食べてないのに太るんです!

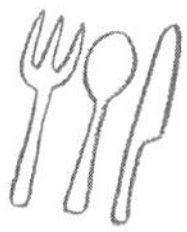

A 気づかない部分で余計なエネルギーを摂取していないかチェックしてみて

カロリー摂取量が消費量より少なければ、太ることはありません。と考えると、自分に見合った食事量を多く設定しすぎているか、どこかで余計なエネルギー分の食べ物を口にしてしまっているようです。計算上ですが、必要量よりも30kcal多い食事を5年間続けるとします。体脂肪は1kgあたり7200kcalなので、5年で約8kgも増える計算に。食事量や甘いものなど、どこか見直すべき食事ポイントがあるはず。スープも取り入れつつよりよい食生活を。

1日に**30**kcal余計にエネルギーを摂取すると……

30（kcal）× 365（日）× 5（年）= **54750**（kcal）

54750（kcal）÷ 7200（kcal） = 約 **8** kg

5年で8kgの増加!

主菜 + 副菜 ×2

薄切り肉を使って短時間でやわらかく

牛薄切り肉の赤ワイン煮スープ

241kcal
塩分 1.4g

材料（2人分）

和牛切り落とし肉（2㎝幅に切る）……100g
たまねぎ（繊維を断ち切るように薄切り）……1/2 個
にんにく（薄切り）……1/2 かけ
さやいんげん（すじをとり斜めに3等分に切る）……5本
エリンギ（長さを半分に切り4つ割り）……1/2 パック（50g）
赤ワイン……1/4 カップ

A
- トマトジュース（無塩）……1本（160g）
- 水……150㎖
- 砂糖……小さじ 1/2

塩……小さじ 1/2
あらびき黒こしょう……少々
オリーブオイル……小さじ1
粒入りマスタード……小さじ1

作り方

1 フライパンにオリーブオイルとにんにくを入れて弱火で熱し、よい香りがしてきたら、たまねぎを入れてよく炒める。

2 牛肉、エリンギを加えて炒め、赤ワイン、A、塩の半量の順に入れ、ふたをして5〜7分煮る。いんげんを加えて、さらに3分煮る。

3 残りの塩、こしょうで味をととのえ、火を止めてから粒入りマスタードを合わせて、器に盛りつける。

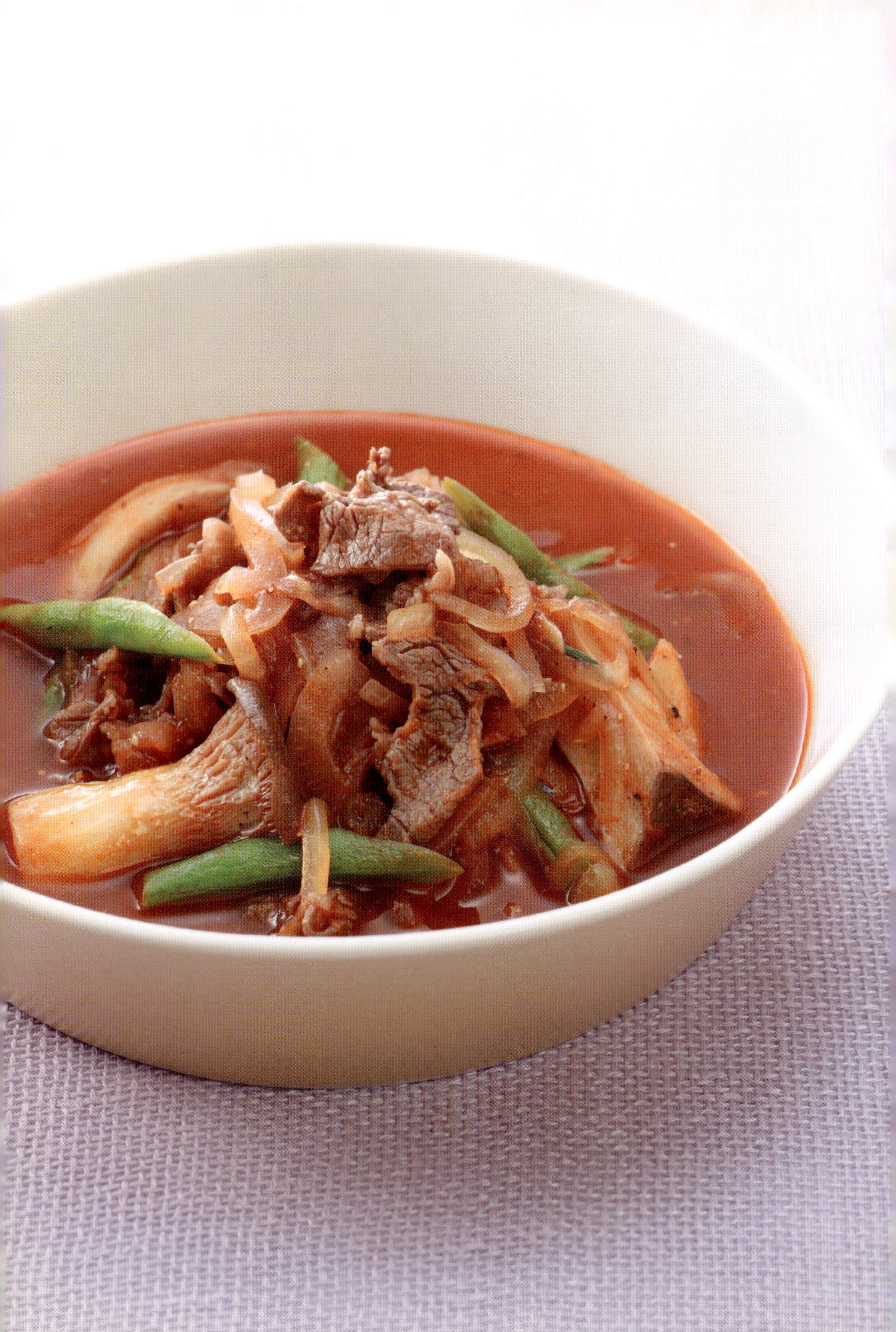

おかし&アルコールは やめなきゃダメ?

スープで学ぶ 栄養講座10

甘いものやアルコールは嗜好品《しこうひん》！ 上手なつき合い方を身につけよう

からだは基本的に甘いもの好き。暇だったり、ストレスを感じているとき、目の前に甘いおかしが置いてあったら……。つい、手が伸びちゃいますよね。アルコールも同じ。「仕事終わりの1杯、たまりません～」という人も少なくないでしょう。では、このおかしやアルコールとどうつき合っていけばいいのでしょう。

まず優先すべきなのは、3食の食事を充実させること。食事の満足度を上げることで、おやつやお酒へのしわ寄せが少なくなります。そのうえで、おやつをとるならば、めやすは80キロカロリー。おやつ＝おかしではなく、3食で足りない栄養を補う食事と考えるとGOOD。クッキーやチョコレートのようにカロリーだけのおかしよりも、栄養を補えるくだものやナッツ、小魚などがおすすめ。

ちなみにくだものも80キロカロリーをめやすに。りんごなら半分、みかんなら2個、いちごなら20粒程度です。旬のものを選ぶといいですね。なお、甘いものへの強い欲求は心が不安定なサインかもしれません。その根本原因にも目を向けてあげましょう。

そして、アルコール。アルコールもNGではありません。ただし、こちらもめやすは80キロカロリー。女性に人気の甘いカクテルは1杯で100キロカロリー以上のものがほとんどなので要注意。また、お酒を飲むと食事内容が乱れたり、何を食べても「まぁいいや～」と気が大きくなりがち。〝なんとなく飲み〟は卒業して、心からお酒を楽しみたいときの贅沢時間にしていきましょう。

Pick Up 食材

＊**牛肉**：貧血予防の鉄が多く含まれ、脂質代謝にかかわるカルニチンも豊富。和牛のほうが、輸入牛よりも高カロリー。

これを選ぼう!

栄養のあるおすすめおやつ

おやつのめやすは80kcal。ぜひ、ビタミンやミネラル、食物繊維などの栄養が含まれるものをチョイスしよう。

\ おやつは3食で足りない栄養を補う食事 /

ビタミン・ミネラル・食物繊維系おやつ

- [♣ 第3群] 野菜スープ
- [♣ 第3群] ピクルス
- [♣ 第3群] ミニトマトなどの野菜

タンパク質+脂質系おやつ

- [♠ 第1群] 乳製品
- [♥ 第2群] 小魚
- [♥ 第2群] いり大豆

脂質系おやつ

- [◆ 第4群] ナッツ

糖質系+ビタミン・ミネラル・食物繊維系おやつ

- [♣ 第3群] 果物
- [♣ 第3群] いも類
- [◆ 第4群] おにぎり

アルコール飲料の1点(=80kcal)重量

- ビール…200g
- 焼酎(25度)…55g
- 赤ワイン…110g
- 日本酒…80g

食感や彩りをよくして、
スープのアレンジ上手になれる
お手軽トッピング食材を紹介します。

香ばしい!
だったんそばの実
小さなプチプチした粒で、こうばしいそばの香りが口いっぱいに広がる。

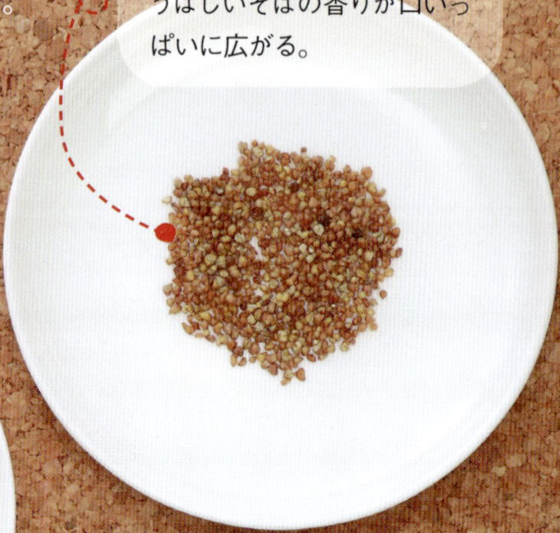

スープにマッチ!
クラッカー
適当な大きさにくだいてからスープに入れても、そのままスープにひたして食べてもおいしい。

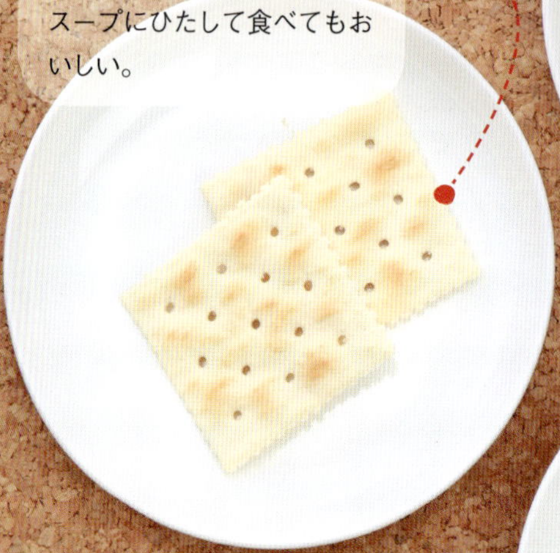

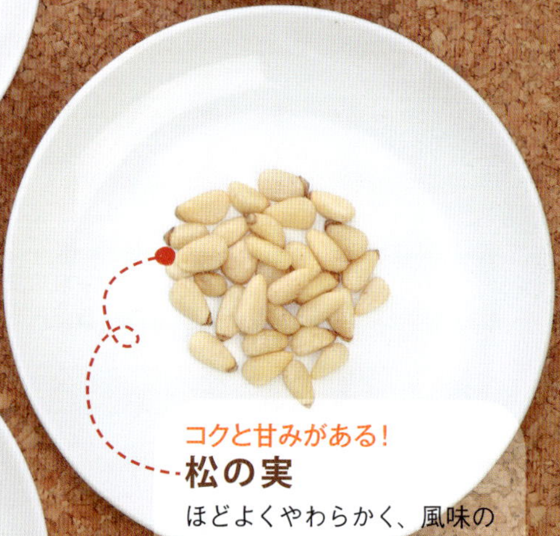

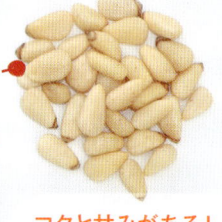

コクと甘みがある!
松の実
ほどよくやわらかく、風味の豊かなピーナッツに似た味わいの木の実。中華風スープなどによく合う。

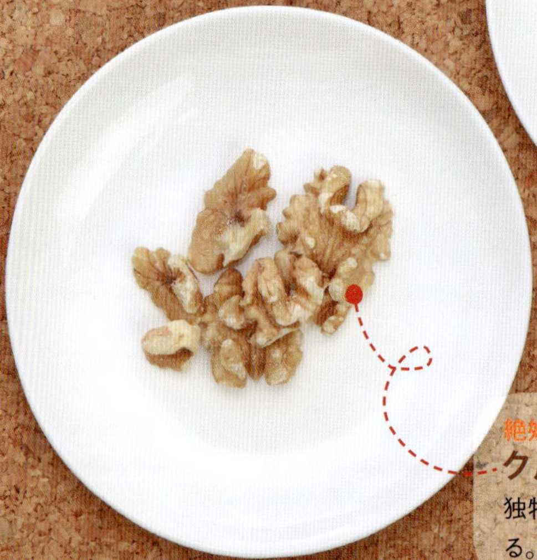

絶妙な味わい!
クルミ
独特の渋みがスープを引き立ててくれる。きざんでも、大きめに飾っても。

おいしさ倍増!

スープに合う トッピングいろいろ

サクッとした食感!

玄米フレーク

玄米が原料なので、食物繊維やビタミン、ミネラルも豊富。デザート系のスープなどに合わせて食感を楽しんで。

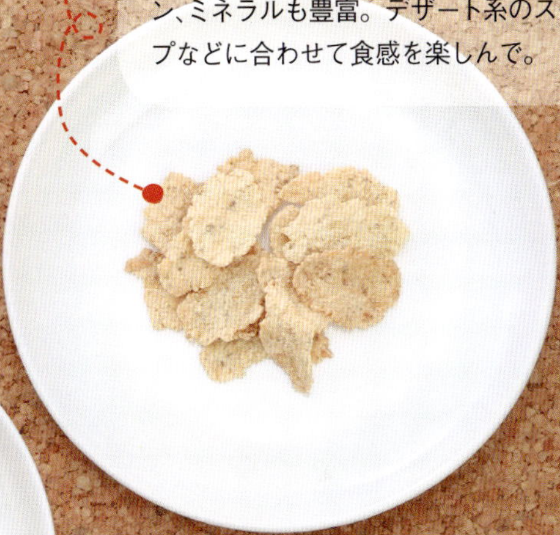

おなじみ!

クルトン

さいの目に切ったパンをあげたもの。コーンスープなど、クリーム系のスープと相性バツグン。

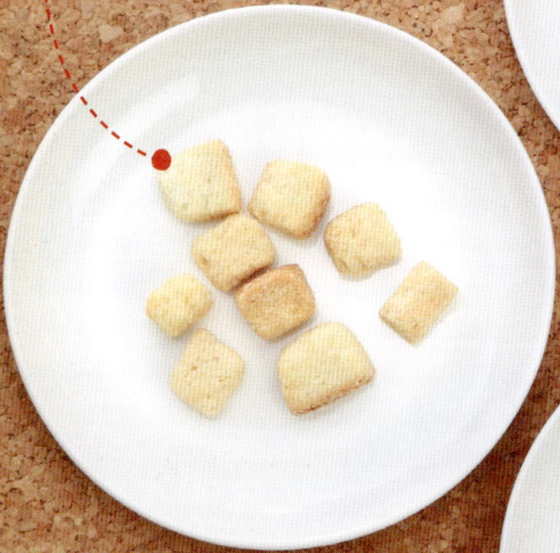

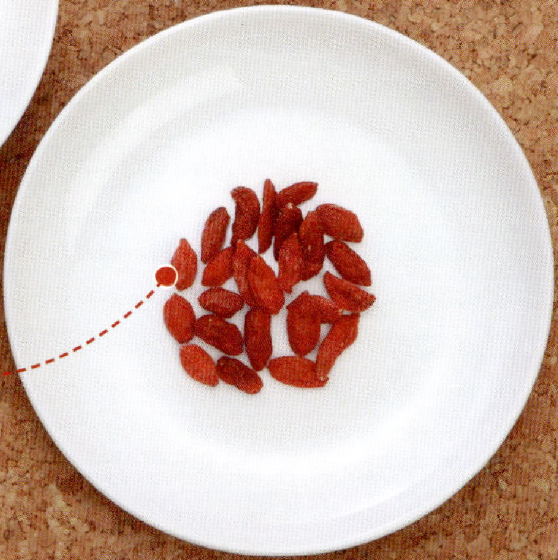

かわいい赤い実!

くこの実

古くから滋養強壮の食材として利用されている。赤い色や果実のやさしい甘みをスープのアクセントに。

スープで学ぶ
栄養講座11

調味料にも
おいしさの秘密がある！

料理のおいしさがぐ～んとアップ！
調味料選びも工夫してみては？

塩やしょうゆ、みそといった調味料はどんなものを使ってますか？　過剰な塩分摂取は控えたいところですが、これらの調味料は料理の味つけに欠かせません。そこで、調味料選びのいくつかのポイントを紹介します。

塩にも種類があります。いわゆる塩化ナトリウムといわれる精製塩（もしくは食塩）。それから、カリウムやカルシウム、マグネシウムなどのミネラル分が豊富な天然塩。きれいをつくるにはどっちを選べばいいか、もうおわかりですね。そう、天然塩を選べばミネラルバランスも整っていますし、同じ量でも塩分を控えられます。同じ小さじ1でも精製塩では塩分が6gなのに対し、天然塩では5gと少なくなっています（左図参照）。塩の種類は商品表示を確認すれば記載されているので、お買い物のときにチェックしてみて。

参考までに、しょうゆは、大豆、小麦、塩でつくられたもの。みそは種類にもよりますが、米みそなら米、大豆、塩。酢は米。酒は米、米麹。本みりんはもち米、米麹、焼酎が原料のものを選ぶといいでしょう。なお、調理酒には塩が含まれているので、できれば日本酒を使うと余計な塩分摂取を控えられます。

昔ながらのシンプルな材料を使って、時間をかけてつくられた調味料は、風味や旨味が豊かなので、料理がよりおいしくなります。和食なら塩やしょうゆ、みそ、みりん、中華でもオイスターソース、豆板醤《トウバンジャン》、甜麺醤《テンメンジャン》といった定番調味料があればだいたいの味つけができるので、楽しみながら味つけ達人になりましょう。

Pick Up 食材

＊ **みそ**：熟成されているものからは、植物性の乳酸を摂取できる。
大豆を発酵させてつくられているので、ビタミンB_1も豊富。

何かと役立つ!

調味料の塩分量を知っておこう

調味料にも塩分が含まれます。だいたいの塩分量を知っておくと、献立を考えるときにも役に立ちます。

食塩（精製塩）	食塩（天然塩）	濃い口しょうゆ
小さじ1（6g）	小さじ1（5g）	大さじ1（18g）
塩分 = 6g	塩分 = 5g	塩分 = 2.6g

米みそ	ウスターソース	ポン酢
大さじ1（18g）	大さじ1（18g）	大さじ1（17g）
塩分 = 2.3g	塩分 = 1.5g	塩分 = 1.5g

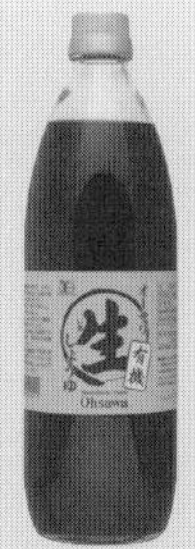

●オーサワ有機生醤油
（500mℓ）
918円（税込）

●海の精・やきしお
（ビン入り）
441円（税込）

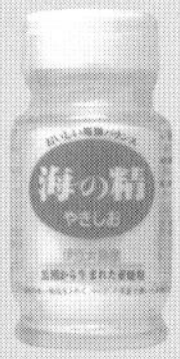

本書の調理では、自然食品業界の老舗であるオーサワジャパンの塩やしょうゆ、みそを利用しています。各種調味料からドライフルーツ・乾物まで、厳選された高品質商品を取り揃えています。

［お問い合わせ］
オーサワジャパン株式会社
東京都渋谷区代々木 1-58-1
TEL：03-6701-5900
http://www.ohsawa-japan.co.jp/

×2
副菜

やっぱりこれがほっとするね♪

具たっぷりのおみそ汁

70kcal
塩分1.3g

材 料（2人分）

油揚げ（1㎝幅に切る）……1/3枚
大根（2㎝の拍子木切り）……100g
にんじん（2㎝の拍子木切り）……3㎝
さやいんげん（すじをとり、1㎝幅に切る）……5本
長ねぎ（1㎝の輪切り）……1本
板こんにゃく（5mm幅に切り、あく抜きする）……20g
みそ……大さじ1
かつお・昆布だし（☞65ページ）……1と1/2カップ（300mℓ）
七味とうがらし……少々

＊**板こんにゃくのあく抜き**
沸騰したお湯で2分ゆでてざるにあげ、水気をきる。

作り方

1 鍋にだしを入れて沸騰したら火を弱め、大根、にんじんを入れてふたをし、やわらかくなるまで煮る。

2 こんにゃく、いんげん、油揚げを加えて3分煮、さらに長ねぎを入れさっと煮、みそで味をととのえる。

3 器に盛りつけて、七味とうがらしをふる。

お好みの野菜やきのこ、海藻を1人分120g合わせて、具だくさんに。冷蔵庫の材料で自由にアレンジしてみて!

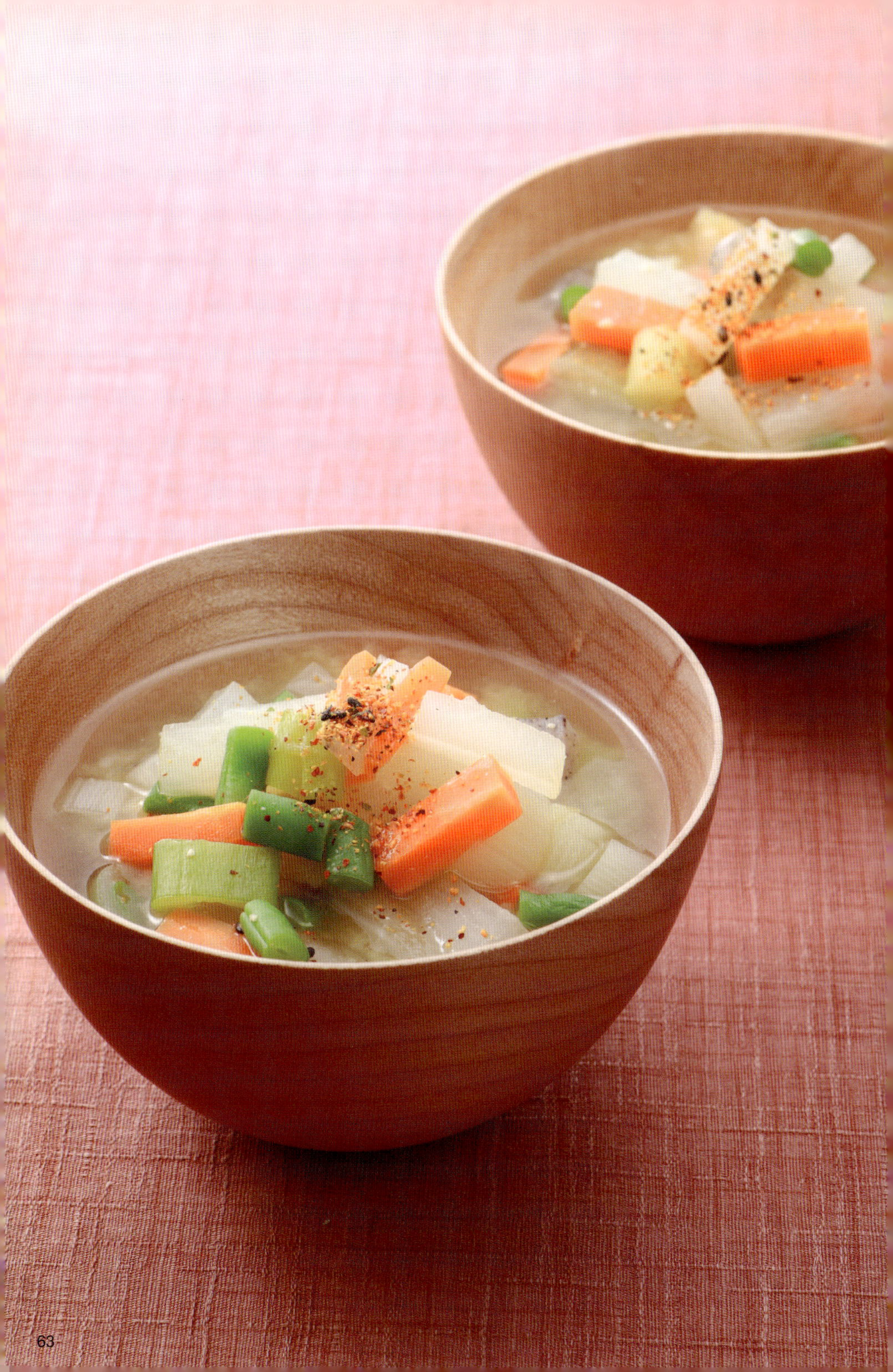

スープで学ぶ
栄養講座12

旨味を引き出す おいしいだしをとろう!

汁物のかくれた主役のだし おいしく&手軽にとるコツを教えます

おみそ汁やスープの旨味《うまみ》の決め手になるのがだし。実は、かくれた主役といってもいいかもしれません。魚介やお肉、野菜などの具からもおいしいだしがとれますが、ベースとなるだしが必要な汁物やお料理もあります。そんなときのだしについて紹介しましょう。

和風の基本でおみそ汁や煮物、湯豆腐などに使える「かつお・昆布だし」は、昆布だしに含まれる旨味成分のグルタミン酸とかつおだしに含まれるイノシン酸を合わせることで、旨味も倍増。手早く自分でとることができるので、ぜひ作り方を覚えておくといいでしょう。「いちいち火にかけるのが面倒!」という方のために、電子レンジでOKの方法も紹介しておきます。

そのほか、「鶏ささ身のカンタンだし」(84ページ)などのだしのとり方をレシピ内でも紹介しています。ぜひ自分でとっただしに具をアレンジして、おいしいスープを堪能《たんのう》してください!

市販されているインスタントだしは、塩分が高いものもあるので、塩分に気をつけながら賢く利用していきましょう。

顆粒だしは素材を確認して!

おすすめ

おかべやの鰹だし

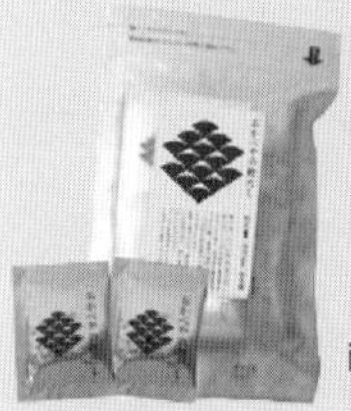

150g(5g×30袋)
1,320円

厳選した素材を使った顆粒だし。かつおの風味が豊かでみそ汁や煮物に最適。

[お問い合わせ]
おかべや
0120-878-593
(平日9:00〜16:00)
http://www.okabeya.co.jp/

Pick Up 食材

＊ **昆布**:甲状腺ホルモンをつくるヨードや、カルシウムが豊富。だしをとった後、捨てずに煮物などにして食べるとよい。

かつお・昆布だし

やっぱり基本!

[材 料 (300mℓ分)]

水……2カップ (400mℓ) ※水の量は沸騰分を考慮
昆布……3g (できあがり重量の1%)
かつおぶし……6g (できあがり重量の2%)

[作 り 方]

1

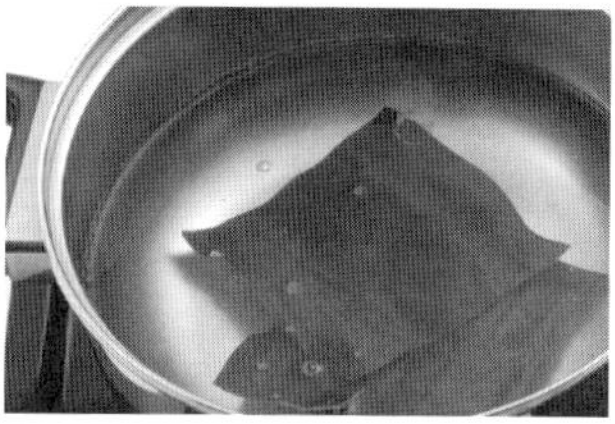

水を入れた鍋に表面を乾燥したふきんでさっとふいた昆布を入れて30分おき、弱火にかけて気泡が出てきたら(約50℃)引き上げる。

2

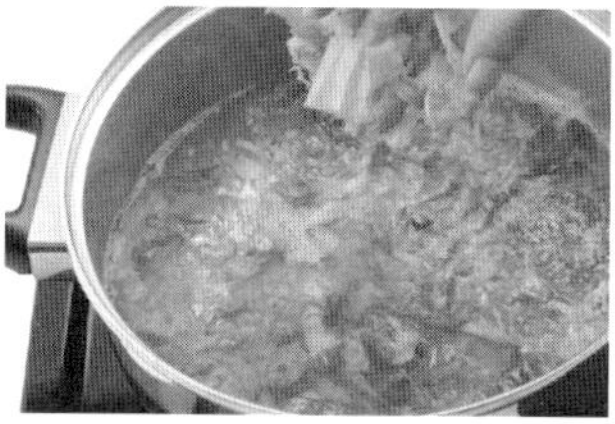

かつおぶしを一気に入れ、アクが出たらとり除き、弱火のまま鍋のまわりが沸騰しはじめたらすぐに火を止める。

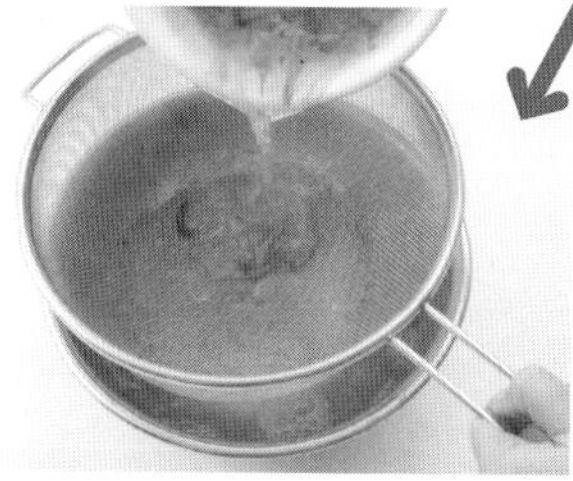

3

そのままおいてかつおぶしが沈みはじめてきたら、ザルなどを利用して静かにこす。

かつお・昆布だし ～電子レンジ編～

もっと手軽に!

[材 料 (300mℓ分)]

水……320mℓ ※水の量は沸騰分を考慮
昆布……3cm角1枚
かつおぶし……1パック (5g)

[作 り 方]

耐熱ボールに水、昆布、かつおぶしを入れ、ふたもラップもせずに電子レンジで3分 (600W) 加熱後、こす。

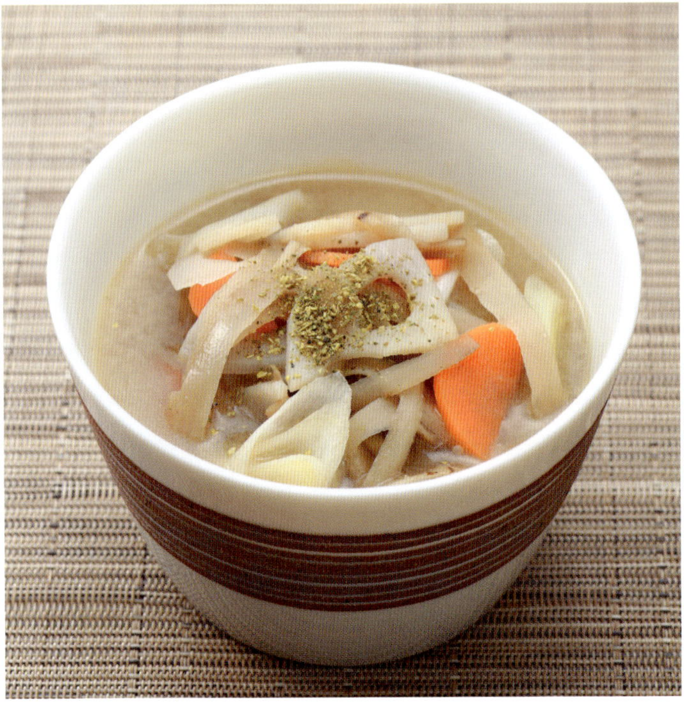

×2
副菜

シャキシャキ食感を楽しんで

みそ仕立ての根菜汁

100kcal
塩分 1.4g

材料（2人分）

ごぼう（ピーラーでそぐ）……60g
れんこん（3㎜のいちょう切り）……1/4 節
にんじん（5㎜の半月切り）……3㎝
長ねぎ（斜め薄切り）……1本

A
- 甘みそ……大さじ 1
- 塩……小さじ 1/5
- しょうゆ……小さじ 1/3

かつお・昆布だし（☞ 65 ページ）……350mℓ
ごま油……小さじ 1
粉さんしょう……適宜

作り方

1 鍋にごま油を熱し、ごぼうを強火でよい香りがするまで炒め、れんこん、にんじんの順に炒め合わせる。

2 だしを入れて沸騰したら弱火にし、ふたをして5～ 10 分煮る。長ねぎを加えてさっと煮たら、A で味をととのえる。

3 器に盛りつけて、さんしょうをふる。

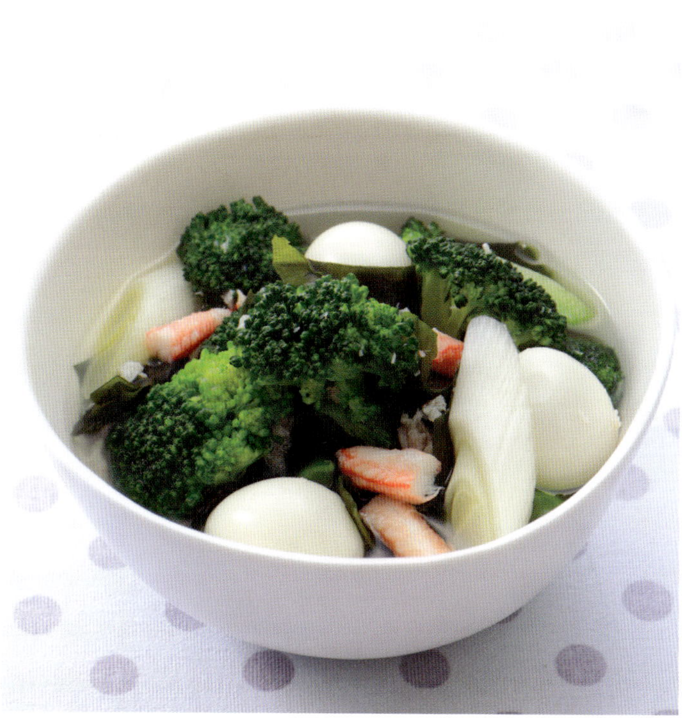

主菜 + 副菜 × 2

磯の香りを存分に堪能して

かにとブロッコリーの塩味スープ

107kcal
塩分 1.5g

材料（2人分）

ずわいがに水煮缶詰の身……1/2 缶分（45g）

A
- ずわいがに水煮缶詰の汁……1/2 缶分
- 鶏ガラスープの素……小さじ 1/2
- 水……350mℓ

ゆでうずら卵……6個
ブロッコリー（小房に分けゆでる）……120g
長ねぎ（3㎝の斜め切り）……1本
カットわかめ……小さじ2
塩……少々
こしょう……少々

作り方

1 鍋にAを入れて火にかけ、沸騰したらうずら卵、長ねぎ、わかめ、ほぐしたかにの身、ブロッコリーを入れ、塩、こしょうで味をととのえたら、器に盛りつける。

ARRANGE COOKING

冷凍うどんを入れれば、主食をかねた海鮮うどんに変身。

スープで学ぶ
栄養講座13

外食・加工食品の油に注意!

油をからだのために、そしておいしく利用していく工夫をしよう

ダイエット中、油はできるだけ控えたほうがいい。と、なんとなく理解している人は多いと思います。もちろんその通り。しかし、まったくゼロにしてしまうのもよくありません。というのも、油はホルモンを作ったり、皮膚のカサカサを防いだり、便をスムーズにしたりと、からだにとって大切な役割を果たしてくれています。また、少量の油は血糖値の上昇をゆるやかにしたり、消化に時間がかかるために満腹感も続き、ダイエット中にもありがたい効果があります。

ただし、問題になってくるのが量なのです。調理に使う油の量のめやすは、1日大さじ1（12g）。108キロカロリーです。多くても大さじ1半までの範囲としたいところ。この調理用に使う油を含めて、脂質は1日の摂取カロリーの20〜25%にとどめるようにしましょう。1日の摂取エネルギーは1600キロカロリーなので、脂質の摂取は1日で36〜44gという計算になりますね。

脂肪の過剰摂取を防ぐためにも注意したいのは、外食やレトルト食品、冷凍食品といった加工食品、おかしやケーキなどの油です。「さあ、召し上がれ」とばかりに、すでにできあがっている料理にはどれだけの油が使われているのでしょうか。加工食品などのパッケージ裏やレストランのメニューに栄養成分が表示されていれば、それをぜひチェックする習慣をつけておくといいでしょう。それから、「パンにたっぷりバター」は習慣になってしまいがちなので、この組み合わせはたまに楽しむ程度に!

Pick Up 食材

＊ **ごぼう**：リグニンやイヌリンと呼ばれる不溶性と水溶性の食物繊維を豊富に含み、便秘改善に効果的。

おっと、これは注意したい！

加工食品・ケーキの脂質をチェック

外食や加工食品、おかし・ケーキなどは脂質が多いので注意が必要です。栄養成分表示（☞P.73）には、脂質も表示されているので確認してみて！

459kcal

袋入りラーメン
（油揚げ乾燥味つけ麺）

100g
（麺 92g）

脂質
18.9g

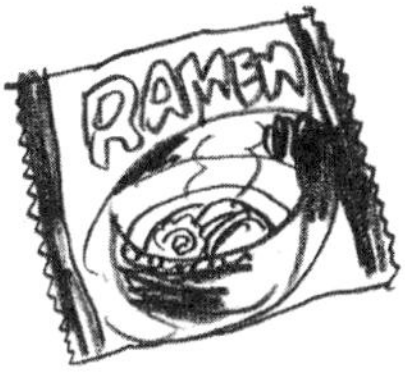

562kcal
（麺：373kcal
＋ソース：189kcal）

パスタソース
（カルボナーラ）

（麺：250g
＋ソース：140g）

脂質
15.6g

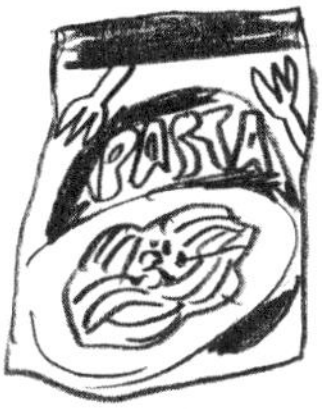

350kcal

冷凍ピザ
125g

脂質
16g

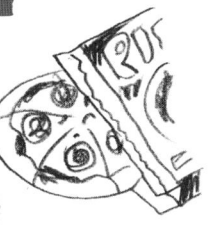

330kcal

冷凍グラタン
250g

脂質
13g

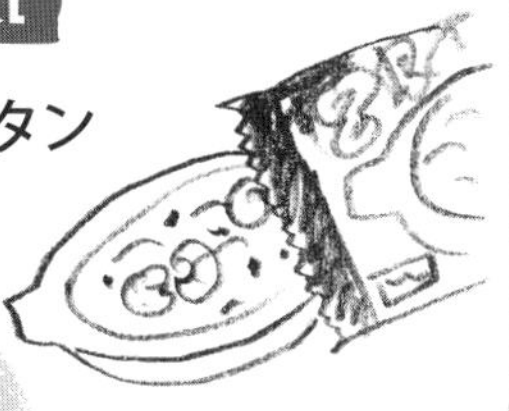

359kcal

チョコレートケーキ
115g

脂質
25g

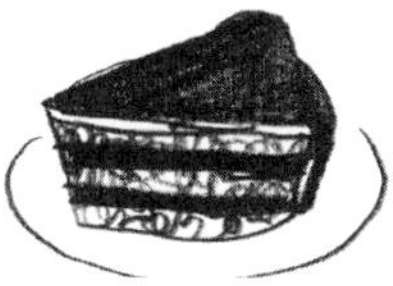

562kcal

アップルパイ
185g

脂質
36.4g

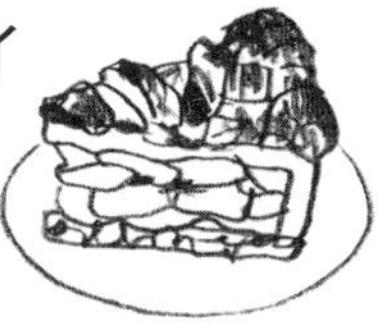

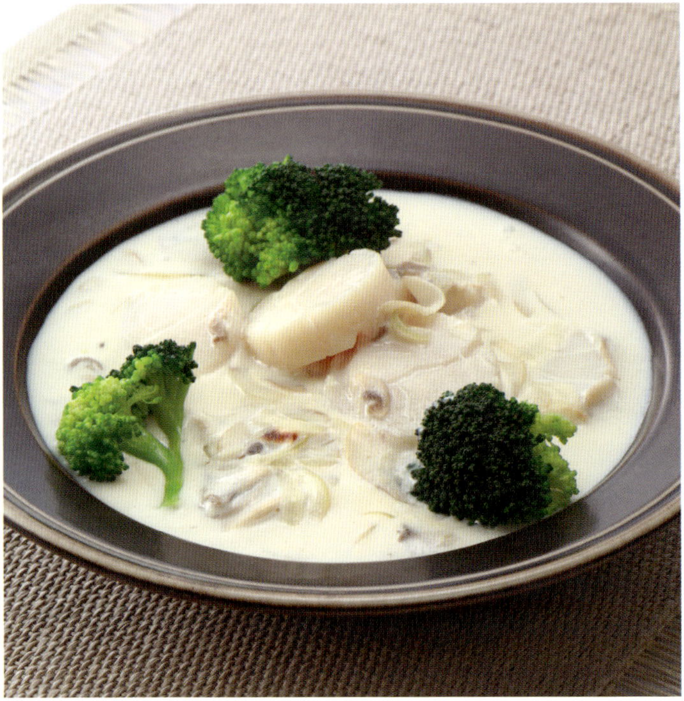

主菜 + 副菜 × 2

ホタテのだしと豆乳がベストマッチング!

ホタテときのこの豆乳クリームスープ

186kcal
塩分 1.5g

材料（2人分）

生ホタテ貝柱（刺身用）……小 10 個（130g）
ブロッコリー（小房に分けゆでる）
……60g
たまねぎ（繊維を断ち切るように薄切り）
……1/2 個
マッシュルーム（薄切り）……1 パック
にんにく（薄切り）……1/2 かけ
無調整豆乳……1 と 1/2 カップ（300mℓ）
塩……小さじ 2/5
こしょう……少々
オリーブオイル……小さじ 1/2

作り方

1 フライパンにオリーブオイル、にんにくを熱し、よい香りがしてきたら、たまねぎ、マッシュルームの順にとろっとするまで炒める。

2 豆乳、ホタテを加えて、塩、こしょうで味をととのえる。

3 器に盛りつけ、ブロッコリーを添える。

ボイルホタテで代用しても OK

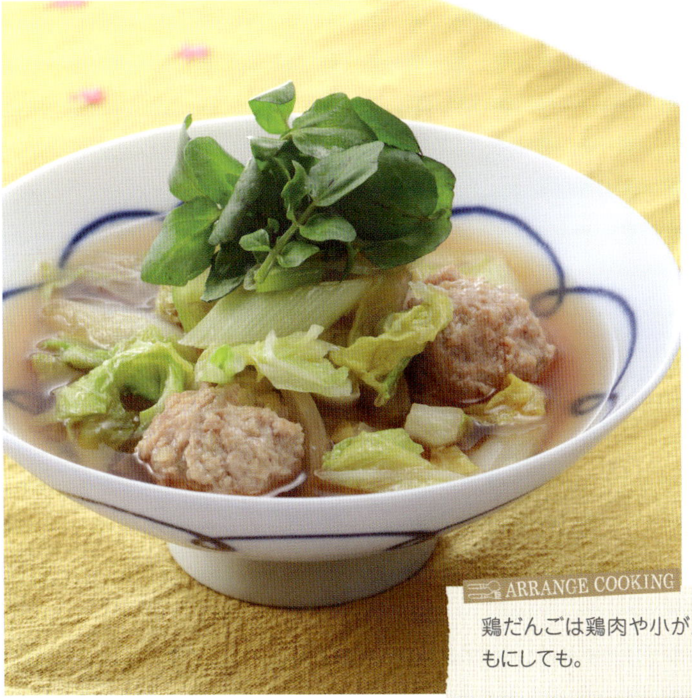

ARRANGE COOKING

鶏だんごは鶏肉や小がんもにしても。

主菜 ＋ 副菜 ×2

白菜にジューシーな鶏だんごのおいしい汁がしみてます

鶏だんご汁　クレソンのせ

127kcal
塩分 1.6g

材料（2人分）

A
- 鶏ひき肉……100g
- 塩……少々
- 酒……小さじ1
- おろししょうが……小さじ 1/4
- 長ねぎのみじん切り……1本の 10㎝分

B
- 酒……小さじ1
- 本みりん……小さじ 1/2
- しょうゆ……大さじ1
- 昆布……2㎝角
- 水……1と 3/4 カップ（350mℓ）

白菜（3㎝幅に切り縦に1㎝幅に切る）……2枚
長ねぎ（斜めに1㎝幅に切る）……みじん切りに使った1本の残り分
クレソン（2㎝幅に切る）……3本

作り方

1 鍋にBを入れて温め、練り混ぜたAを6等分に丸めて入れ、あくが出たらとる。

2 白菜を入れてふたをし、しんなりするまで煮たら、長ねぎを加えさっと煮る。

3 器に盛りつけて、クレソンを添える。

栄養成分表示を見てみよう！

スープで学ぶ
栄養講座14

パッケージの裏を見る習慣をつけると賢い食べ方が身についてきます

コンビニでお弁当やパン、ジュース、おかしなどを買ったときのパッケージには、食品の量やエネルギー量などが書かれた栄養成分表示が印刷されています。一度は見たことがあるはず。でも、あまりにもさらっと記載されていることもあり、注意深く確認することは少ないかもしれません。見たところでその数値がどれくらいのものなのかよくわからない。という人、多いんじゃないでしょうか。しかし、これは食品の重要な情報！　やせたいと思うのなら、この表示を確認しておきましょう。

栄養成分表示には、最低でもエネルギー、タンパク質、脂質、炭水化物、ナトリウムの５つの量が記載されています。これに加えて、カルシウムやビタミンCといったほかの栄養成分が含まれるときは、この5項目の後に記載されています。つまり、これから食べようというおかし1箱の栄養成分がきちんとわかるのです。であれば、この表示をきちんと読みこなせれば、いま食べてもいいものなのか、それともいったんやめてみるものなのか、足りない栄養成分、とりすぎの栄養成分がわかるわけ。これは利用しない手はありませんね。

まず、チェックするのはエネルギー量でしょう。お弁当やおにぎりは、1回の食事のエネルギー５００キロカロリーをめやすに選んでみましょう。おかしやジュースは、脂質の量を確認するといいでしょう。それぞれの数値の見方は次のページでまとめてあるので、めやすの数字と一緒に覚えておきましょう。

Pick Up 食材

＊ **ブロッコリー：ビタミンの１種である葉酸《ようさん》が豊富。抗酸化成分がガンにも効果的。**

ここをチェック!

栄養成分表示には何が書いてある?

食品のパッケージなどに記載されている栄養成分表示。どこを確認したらいいのかのポイントと、めやすとなる数値を紹介します!

●栄養成分表示

[チョコレート]

主要栄養成分	1箱(60g)当たり
エネルギー	350kcal
たんぱく質	4.5g
脂質	24.0g
炭水化物	36.0g
ナトリウム	12mg

ポイント1

分量をチェック

一定の単位あたりの成分含有量が表示されているので、単位が100gや100mℓ、1食分、1袋分なのか確認

ポイント2

脂質量をチェック

脂質は

1g=9kcal

つまり

24.0×9=216kcal

が脂質

ポイント3

エネルギー量をチェック

1日1500kcalがめやす

1食あたり500kcal

おやつは100kcal

1箱食べたらカロリーオーバー!

ちなみに、チョコレートは3かけで80kcal!

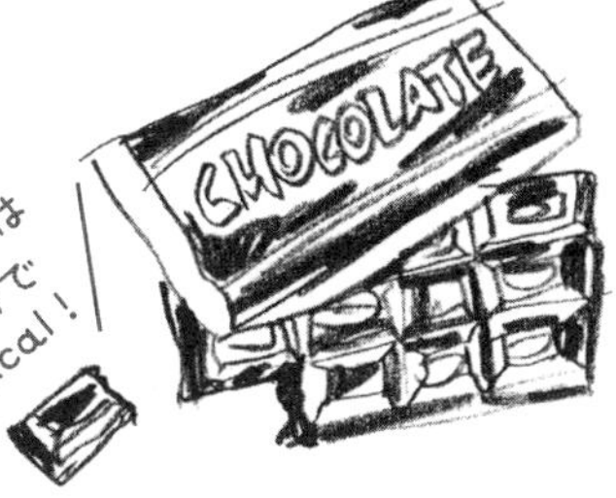

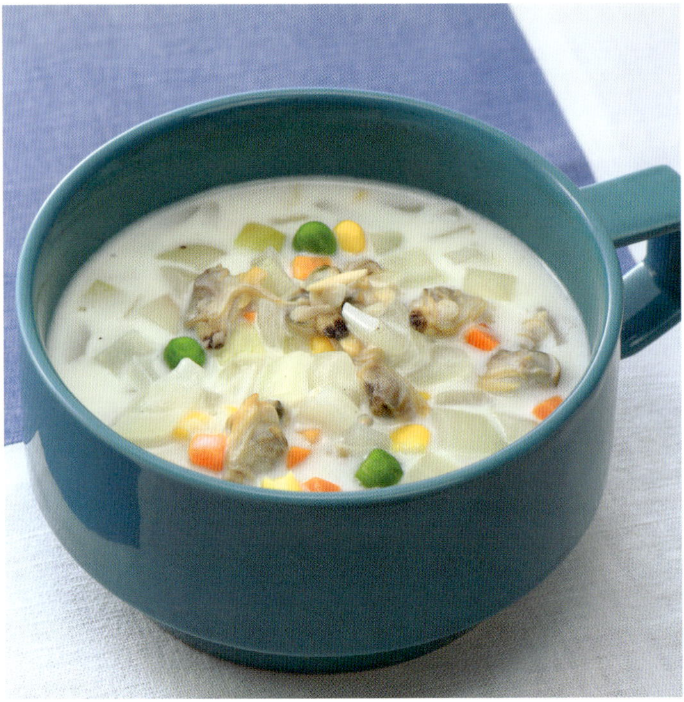

主菜 + 副菜 × 2

あさりの缶詰と冷凍ミックスベジタブルを使って手軽に食べるスープ！

たっぷり具入りのあさりチャウダー

170kcal
塩分 1.6g

材 料（2人分）

あさり水煮缶詰……1缶
（固形分 65g ＋汁 135g）
たまねぎ（1㎝角に切る）……150g
冷凍ミックスベジタブル……100g
薄力粉……大さじ1
牛乳……150㎖
塩……少々
こしょう……少々
油……大さじ 1/2

作り方

1 鍋に油を熱し、たまねぎをしんなりするまで炒めたら、薄力粉を全体に振り入れてなじませるようによく混ぜる。

2 牛乳を少しずつ入れて溶きのばし、煮立ったら凍ったままのミックスベジタブルを加えて3分煮る。

3 あさりを缶の汁ごと入れて、塩、こしょうで味をととのえたら、器に盛りつける。

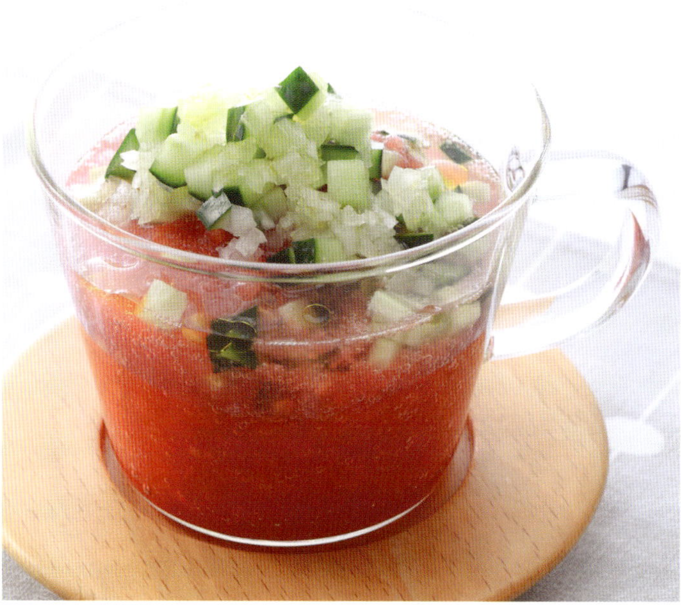

副菜 ×2

トマトをすりおろすだけで、冷製スープに早変わり

トマトのガスパチョスープ

45kcal
塩分 1.1g

材 料（2人分）

トマト（冷やしておく）……1個

A
- 酢……小さじ 1/2
- 塩……小さじ 2/5

きゅうり（5㎜の角切り）……1/2 本

B
- たまねぎのみじん切り……大さじ 2
- 塩……少々

オリーブオイル……小さじ 1

作り方

1 Bを混ぜておく。

2 冷やしたトマトをすりおろし、Aで味をととのえる。

3 器に2を注ぎ、1ときゅうりをのせ、オリーブオイルをたらす。

作ったらすぐにいただこう。肉や魚のソースとしてアレンジしてもおいしい！

スープで学ぶ
栄養講座15

ちゃんと食べ、ちょこまか動いてぐっすり眠る

食べて、動いて、ゆっくり休む　これがダイエットを成功させる3つのカギ

ここまで、ダイエットの食事法や栄養について紹介してきました。ただ、本当の意味で健康なからだをつくり、なりたい自分になるためには、食事だけでパーフェクトということにはなりません。急激に食事量を減らすだけでは、筋肉が落ち、骨も弱ってしまう心配があります。しかも、リバウンドで増えやすいのは脂肪。これでは、からだのためにもよくありませんね。ちゃんと脂肪を燃焼でき、健康なからだにしていくためには、やはり運動が欠かせません。1日に30分程度の運動時間がとれれば理想。ですが、なかなかそんな時間を取れないという方もいるでしょう。それでも、運動できないからとあきらめなくて大丈夫！　毎日の生活の中で工夫をして「ちょこまか動き」を実践してみましょう。いつも自転車を使っている近所のスーパーまで歩いてみる。エレベーターを使っているところを階段にしてみる。そんなちょっとしたことでOK。上りの階段はキツイという場合は、下りからはじめてみてください。いきなり無理してクタクタになるよりも、「ちょこまか動き」を増やす心がけを。また、ちょっと努力をした日には、自分を心の中でほめてあげることも忘れないで。これも長続きの秘訣です。

それからもうひとつ大事なこと。それは、休息です。ゆったりお風呂につかったり、好きな音楽や香りに包まれながらリラックスタイムを持ち、夜12時前には布団に入ってからだを休めましょう。夜更かしは、お肌にだってよくありません。これも、心を安定させてダイエットを成功に導くポイントです。

Pick Up 食材

＊ **オリーブオイル**：酸化しにくいオレイン酸が豊富で、加熱にも向いている。そのままでも食べられる。

忘れちゃいけない！

これがダイエットの大事な３本柱

食事＋運動＋休息の３つを楽しく実践していくことが、きれいにやせるための最短距離です。一生もののダイエット法として実践していきましょう。

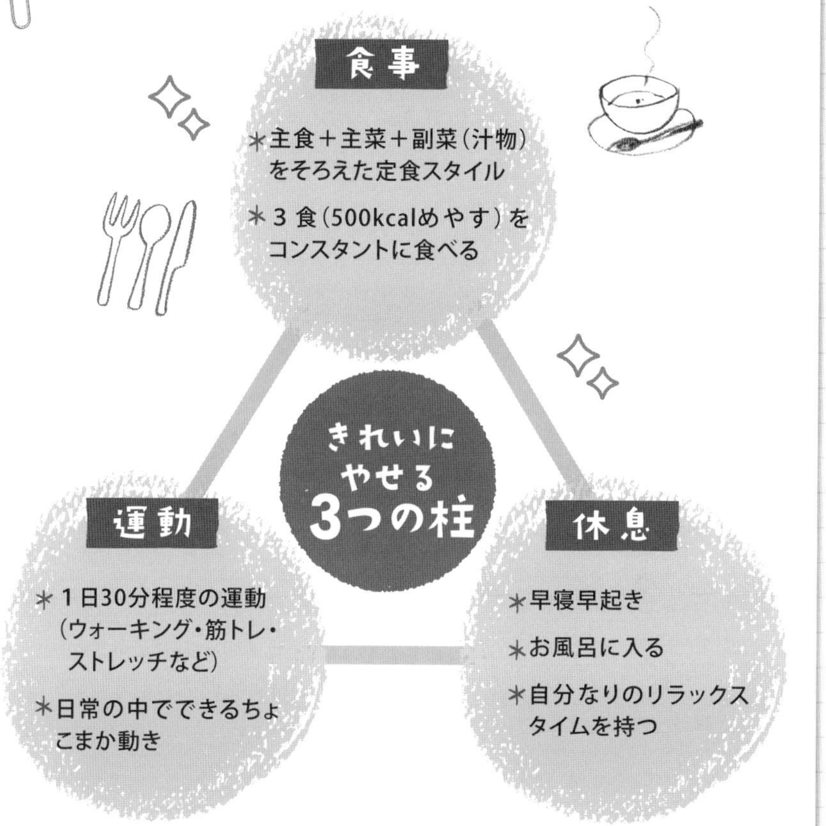
きれいにやせる3つの柱
食事
＊主食＋主菜＋副菜（汁物）をそろえた定食スタイル
＊３食（500kcalめやす）をコンスタントに食べる
運動
＊１日30分程度の運動（ウォーキング・筋トレ・ストレッチなど）
＊日常の中でできるちょこまか動き
休息
＊早寝早起き
＊お風呂に入る
＊自分なりのリラックスタイムを持つ

それを支えるのは、
きれいになりたい思いです！

主菜 + 副菜 ×2

しゃぶしゃぶ肉なら低エネルギーなのに満足感アリ!

豚しゃぶ汁　白ごまだれかけ

170kcal
塩分1.4g

材料（2人分）

豚ロースしゃぶしゃぶ用肉……6枚（60g）
絹ごし豆腐（6等分に切る）……1/2丁（150g）
大根（3cmの短冊切り）……100g
しいたけ（半分に切る）……2個
長ねぎ（3cmに切り4つ割り）……1本
水菜（1cmに切る）……30g

A
- めんつゆ（3倍濃縮）……大さじ1と1/2
- 水……350mℓ

一味とうがらし……少々
ごまだれ（お好みで）……適宜

＊ごまだれ 37kcal 塩分0.5g

材料
白すりごま…ふたつまみ
白ねりごま…小さじ2
ポン酢…小さじ2

作り方
材料をすべて混ぜ合わせる。

作り方

1 鍋にAを温め、豚肉を1枚ずつ入れて湯にくぐらせたら、ひきあげる。あくが出たらとり、大根、しいたけを入れて火を弱め、5分煮る。

2 豆腐を入れて温め、長ねぎ、水菜、豚肉を加えてひと煮する。

3 器に盛りつけ、一味とうがらしをふる。お好みでごまだれを添える。

豚肉は油揚げにしたり、めんつゆはしょうゆ大さじ1でも代用OK

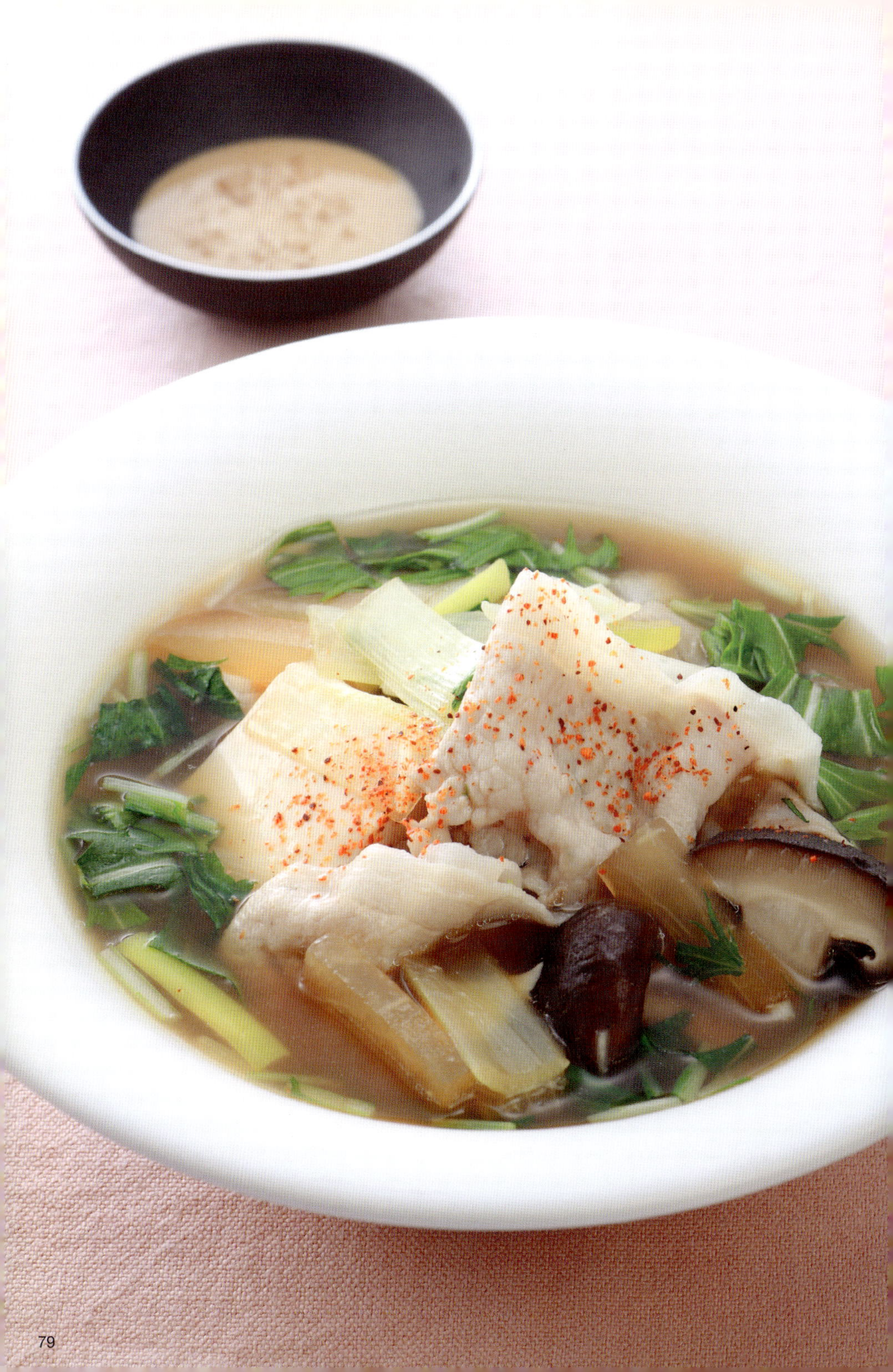

スープで学ぶ
栄養講座
番外編

無理なダイエットを経験して……

こんなとき栄養について教えてくれる人がいれば……そんな思いから管理栄養士の道へ

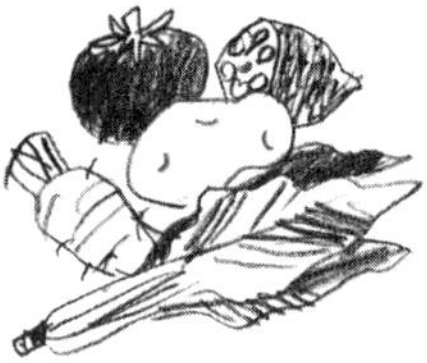

栄養講座、みなさんのお役に立ちそうでしょうか。いまは管理栄養士として食事内容の指導をさせていただいていますが、何を隠そう私も無理なダイエットでつらい思いをした経験があります。

実家が農家だったこともあり、おいしいごはんや野菜、お肉、お魚をたくさん食べて、すくすくと縦にも横にも育っていきました。そして、気づけば体重が 80kg を超えるような事態に。思春期の私はやせたい思いを強くし、高校１年の秋に思い立ってダイエットスタート。テレビや雑誌の情報を頼りに、食事制限と運動で 30kg の減量に成功しました。しかし、それも束の間。リバウンドすることに……。そして、また食事制限。このくり返しで、体重は減ったけれど心はからっぽ。頭の中は食べ物のことでいっぱいになり、ちょっと食べれば止められない。食べればつらくなるという状況でした。自分の適量がわからなかったのです。こんなときに、専門的にサポートしてくれる人がいたら……。という思いがあり、いまの私があります。

女子栄養大学に進学して四群点数法を学び、運動とともに実践するようになるとみるみる標準体重へ。そして、「食べる量を減らしても長くは続かない。食べて動け！」とアドバイスしてくださる方と出会ったのをきっかけに、きちんと食べ、できるだけ歩く生活に。すると、食べているのにやせることが叶ったのです。こうしてー 10kg 減量し、体重をコントロールできています。

私自身、まだ試行錯誤な部分もありますが、ひとつ言えることは「私たちは食べたものからできている」ということ。とってもシンプルです。だから、食事を見直すことは自分を見直すことにつながります。自分を大切にして、自分を好きになる。そのために、どうやって食事をするか。それは自分の適量を知って、それをいただけることに感謝していくことではないでしょうか。

林 昌子

chapter 2

からだが元気になる
症状別スープ

いろいろな具材を組み合わせてつくるスープは
からだの元気の素。
便秘解消から疲労回復、冷え、老化防止まで
症状別のお悩みを解決する
お手軽スープレシピを紹介！

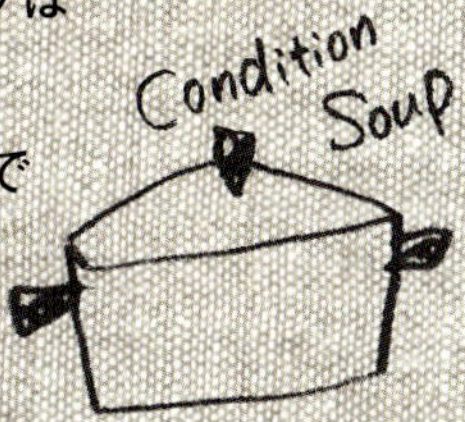

便秘改善　生活習慣病予防　吸収抑制　筋肉
代謝アップ　疲労回復　消化促進　夏バテ
おなか&胃にやさしい　整腸作用　美肌　関節
冷え　骨や血液　免疫力アップ　ストレス解消
二日酔い　老化防止　血行促進　目の疲れ

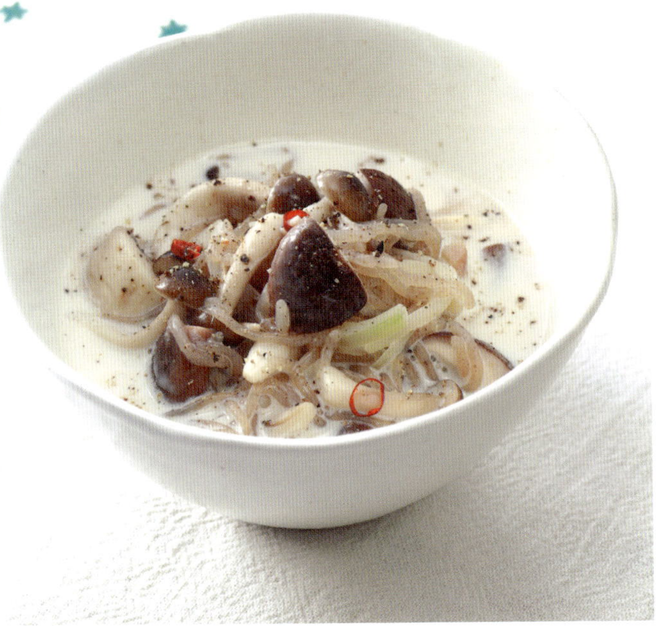

便秘改善　生活習慣病予防

お通じ改善の特効スープ　生活習慣病の予防にも

豆乳ベースのしらたきスープ

104kcal
塩分 1.2g

材 料（2人分）

しらたき（水からゆでて10㎝幅に切る）……1/2 袋
たまねぎ（薄切り）……1/2 個

合わせて100g
- ぶなしめじ（根元を切り落としほぐす）……40g 程度
- しいたけ（4つ割り）……2個
- マッシュルーム（4つ割り）……2個

にんにく（薄切り）……1/2 かけ
とうがらしの輪切り……5個

A
- 塩……小さじ 1/2
- 無調整豆乳……250mℓ

あらびき黒こしょう……適宜
油……大さじ 1/2

作り方

1 フライパンに油、にんにくを入れて弱火で熱し、よい香りがしてきたら、たまねぎ、きのこ類、とうがらしの順に炒める。

2 A、しらたきを加えて温め、器に盛りつけて、こしょうをふる。

きのこの種類はなんでも OK!
いろいろ合わせて 100g に。

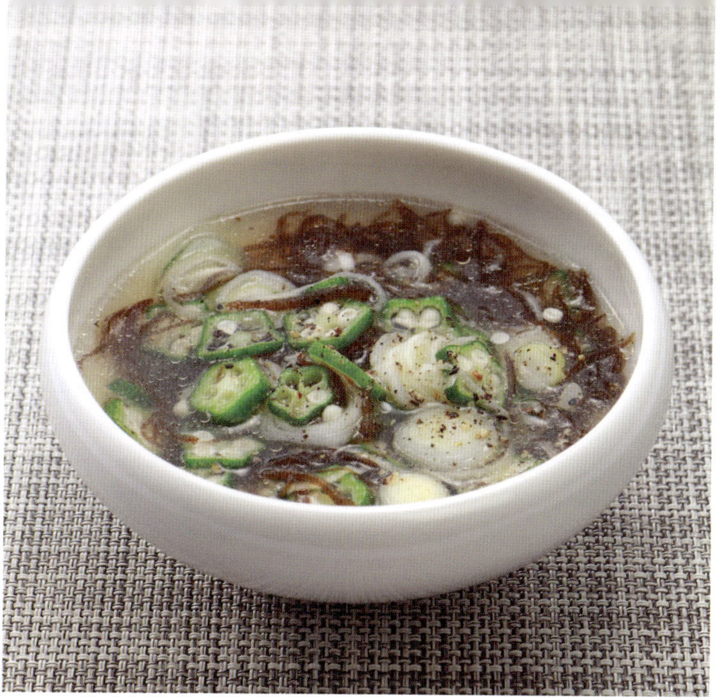

吸収抑制

豊富な食物繊維が糖質の吸収をゆるやかに!

もずくとオクラのさっぱりスープ

44kcal
塩分 1.3g

材料（2人分）

生もずく（味つけのないもの）……100g
オクラ（5㎜幅の輪切り）……1パック
長ねぎ（小口切り）……1/2本
おろししょうが……小さじ1/4
A［鶏ガラスープの素……小さじ1/2
　 水……1と1/2カップ（300㎖）
塩……小さじ2/5
こしょう……少々
ごま油……小さじ1

作り方

1 鍋にAを温め、オクラ、長ねぎ、しょうがを入れてさっと煮、もずくを加える。

2 塩、こしょうで味をととのえ、ごま油をたらしたら、器に盛りつける。

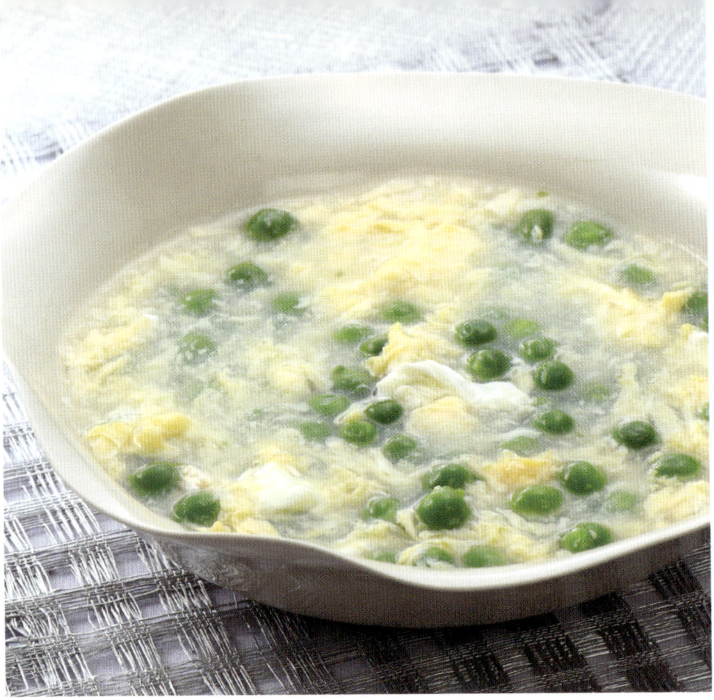

筋肉　代謝アップ

豊富なアミノ酸で筋力アップ

グリーンピースと卵の春色スープ

98kcal
塩分 1.2g

材料（2人分）

卵（溶く）……1個
さやつきグリーンピース（さやから出す）……220g（100g）
鶏ささ身のカンタンだし……300mℓ
塩……小さじ 2/5
こしょう……少々
片栗粉（2倍の水で溶く）……小さじ2

作り方

1 鍋で鶏ささ身のカンタンだしを温め、グリーンピースを入れてふたをし、10 分煮る。

2 塩、こしょうで味をととのえ、火を強めたら水溶き片栗粉でとろみをつけ、卵を少しずつ溶き入れて、器に盛りつける。

＊鶏ささ身のカンタンだし

材料（300mℓ分）

若鶏ささ身…100g

A
長ねぎの青い部分…5cm
しょうが（薄切り）…1/2 かけ
酒…小さじ1
塩…少々
水…350mℓ ※水の量は沸騰分を考慮

作り方

鍋にAを入れて沸騰したら、ささ身を入れてごく弱火にし、ふたをして3分ゆでて火を止め、そのまま冷ます。

※冷蔵庫で保存すれば、スープはだしとして、ささ身は割いてあえものやサラダに使える。
※ささ身をスープにつけたまま保存すると、パサつかない。

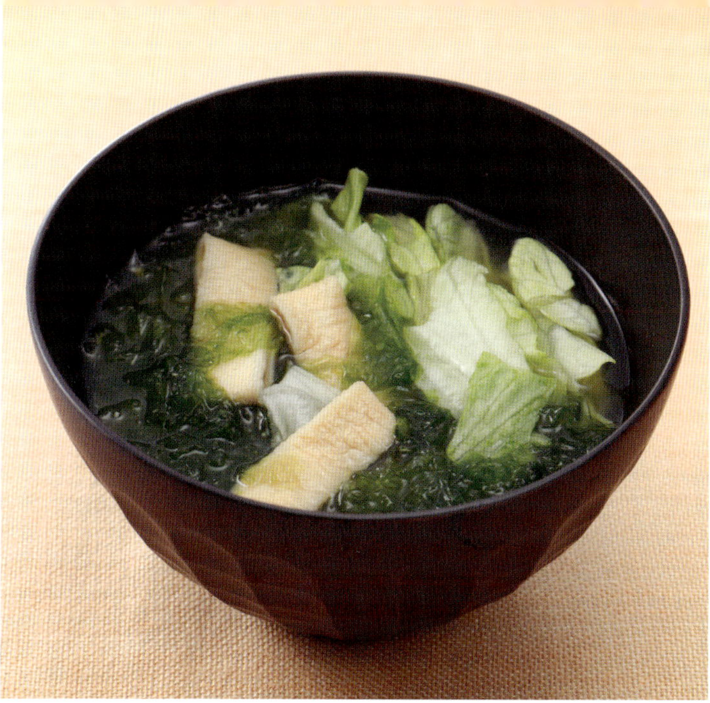

代謝アップ

海藻に含まれるヨードが代謝を活性化

あおさと板麩《いたふ》の即席おみそ汁

30kcal
塩分 1.1g

材 料（2人分）

あおさ……ふたつまみ
切り板麩《いたふ》……6個
レタス（ちぎる）……２枚
みそ……小さじ２
熱湯……1 と 1/2 カップ（300mℓ）

作り方

1 椀にあおさ、板麩、レタス、みそを入れ、まず熱湯を少し注いでみそを溶き、残りの熱湯を注ぐ。

お湯を注ぐだけのカンタン即席汁なのに、旨味バツグン！

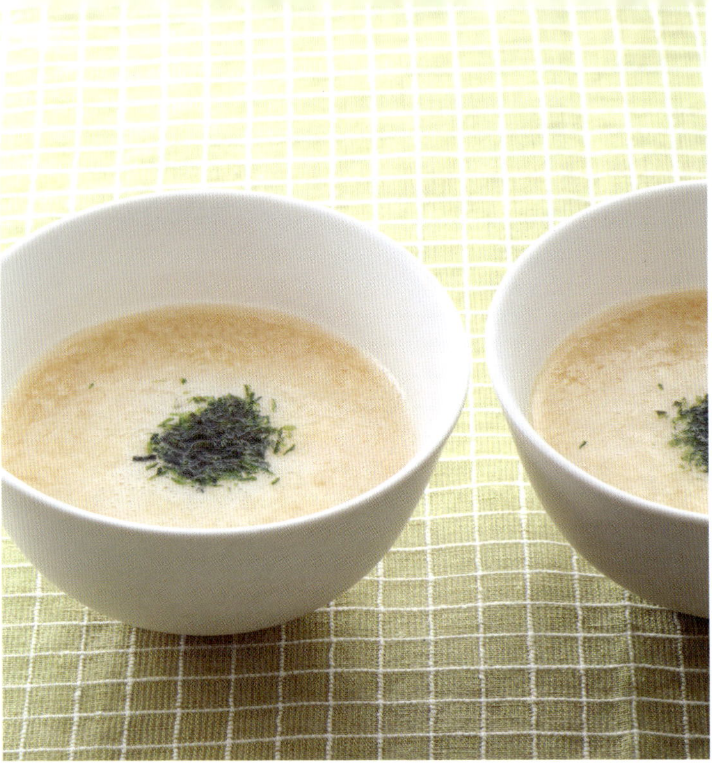

疲労回復　消化促進

疲れを吹き飛ばすネバネバの威力!

冷製! めんつゆ de とろろ汁

48kcal
塩分 0.5g

材料（2人分）

長いも（すりおろす）……150g
めんつゆ（3倍濃縮）……小さじ2
水……1/2 カップ（100mℓ）
青のり……少々

作り方

1 ボウルに長いもを入れ、めんつゆ、水を加えてよく混ぜる。

2 器に盛りつけ、青のりをふる。

ARRANGE COOKING

麦ごはんにかけて、とろろごはんにしてもおいしい。

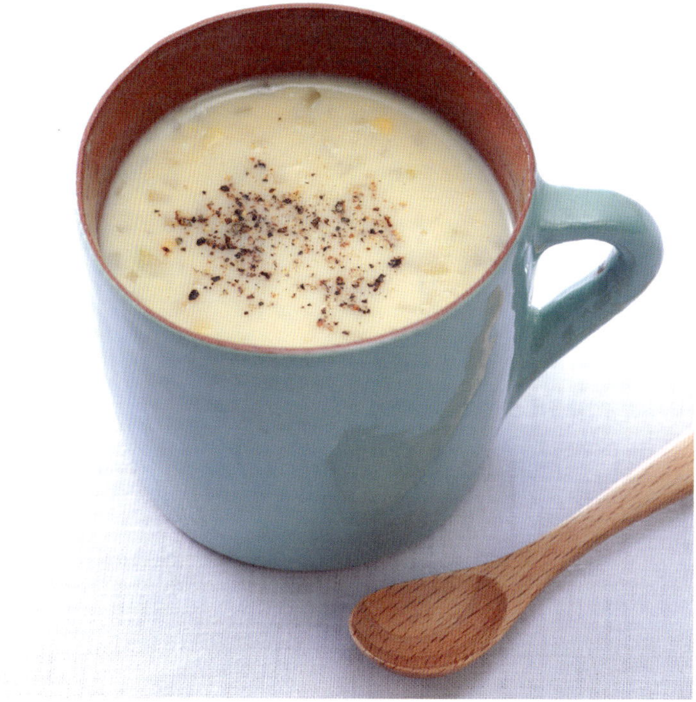

疲労回復

高エネルギーの具材を使って疲れ知らず

コーンスープ

89kcal
塩分 0.8g

材料（2人分）

スイートコーン缶詰（クリームタイプ）……1/2缶（95g）
たまねぎ（みじん切り）……1/2個
A ［塩……小さじ1/5
　 水……1/4カップ（50mℓ）
無調整豆乳……1/4カップ（50mℓ）
あらびき黒こしょう……適宜
油……小さじ1

作り方

1 鍋に油を熱し、たまねぎを入れてしんなりするまで炒めたら、Aを入れて3分煮る。

2 コーン缶、豆乳を加えて温め、器に盛りつけて、こしょうをふる。

ブロッコリーやほうれん草などのゆで野菜をプラスしてもGOOD

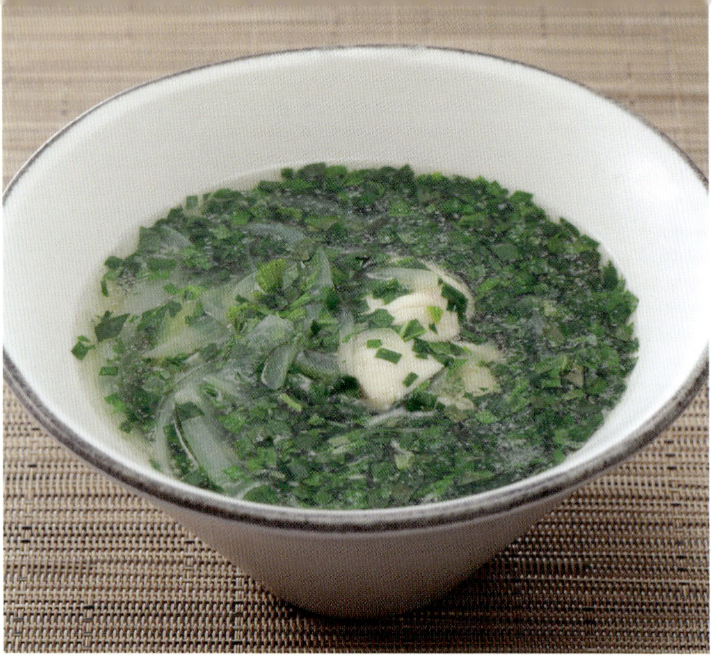

夏バテ

夏の疲れたからだに栄養補給

モロヘイヤのネバネバスープ

76kcal
塩分 1.3g

材 料（2人分）

若鶏ささ身（すじをとりそぎ切り）……1本（50g）
酒……小さじ1

モロヘイヤ（葉を摘んでみじん切り）……1/2 パック
たまねぎ（薄切り）……1/2 個
にんにくすりおろし……小さじ 1/4

A
鶏ガラスープの素……小さじ 1/2
水……1と1/2 カップ（300mℓ）

塩……小さじ 1/3
こしょう……少々
油……小さじ 1

作り方

1 鶏肉は酒をからませる。

2 鍋に油とにんにくを入れて熱し、よい香りがしてきたら、たまねぎを入れて炒め、Aを入れて煮立てる。

3 鶏肉を入れてあくが出たらとり、モロヘイヤを加えたら、塩、こしょうで味をととのえて、器に盛りつける。

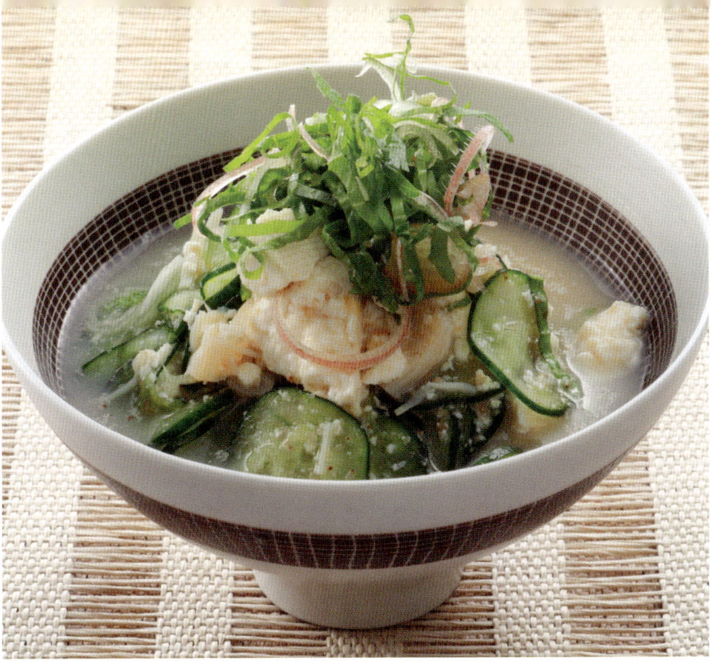

夏バテ

ほてったからだをひんやりクールダウン

ホタテ貝柱ときゅうりの冷や汁

85kcal
塩分 1.5g

材 料（2人分）

木綿豆腐（ペーパーで水気をきる）
……1/4 丁（75g）

- きゅうり（薄切り）……1本
- 塩……少々
- 水……小さじ2

しそ（せん切り）……5枚
みょうが（薄切り）……1個

A
- ホタテ貝柱水煮缶詰の身（厚みを半分に切りほぐす）……30g
- ホタテ貝柱水煮缶詰の汁……小さじ1
- 白すりごま……大さじ1
- みそ……大さじ1
- 熱湯……1カップ（200mℓ）

氷……適宜

作り方

1 ボウルにAを合わせ、粗熱をとってから冷蔵庫で冷やしておく。

2 きゅうりに塩と水をまぶして 10 分おき、水気をしぼる。

3 しそとみょうがは合わせる。

4 冷えた1に豆腐をくずし入れ、2、半量の3を混ぜて器に盛りつけ、氷をうかべたら、3の残りを盛る。

そうめんのつゆとしていただくのもおすすめ！

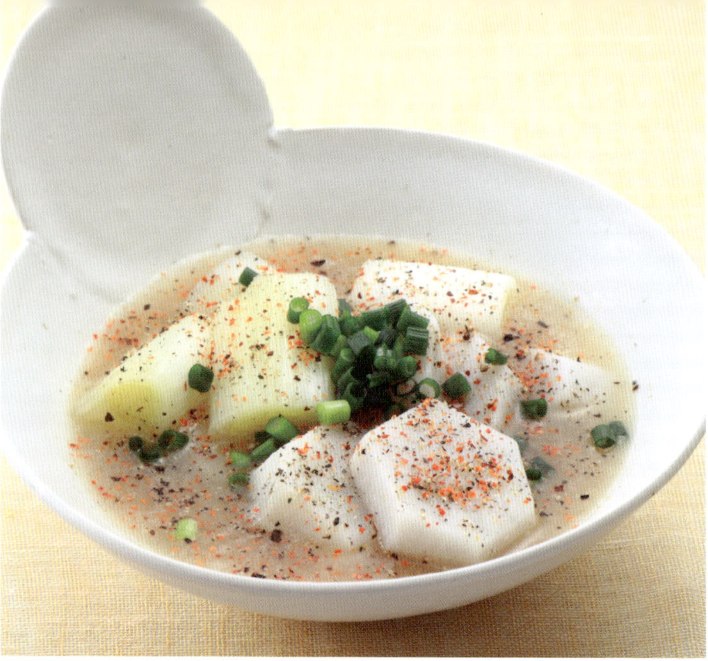

おなか&胃にやさしい

にぼし粉が効いたほくほく里いもがおなかにやさしい

にぼし粉だしのいも煮汁

82kcal
塩分 1.3g

材料（2人分）

里いも（1㎝幅の輪切り）……3個（150g）
長ねぎ（3㎝幅に切る）……1本
A ［水……1と3/4 カップ（350㎖）
　 昆布（2㎝角）……1枚
みそ……大さじ1
にぼし粉……大さじ1
一味とうがらし……少々
こねぎ（小口切り）……2本
あらびき黒こしょう……少々

作り方

1 鍋に A、里いもを入れて火にかけ、沸騰したら弱火にして5分煮、長ねぎを加えて3分煮る。

2 みそを溶き入れ、にぼし粉を加えてひと混ぜする。

3 器に盛りつけ、一味とうがらしとこしょう、こねぎをふる。

酢で酸味を足しても GOOD！

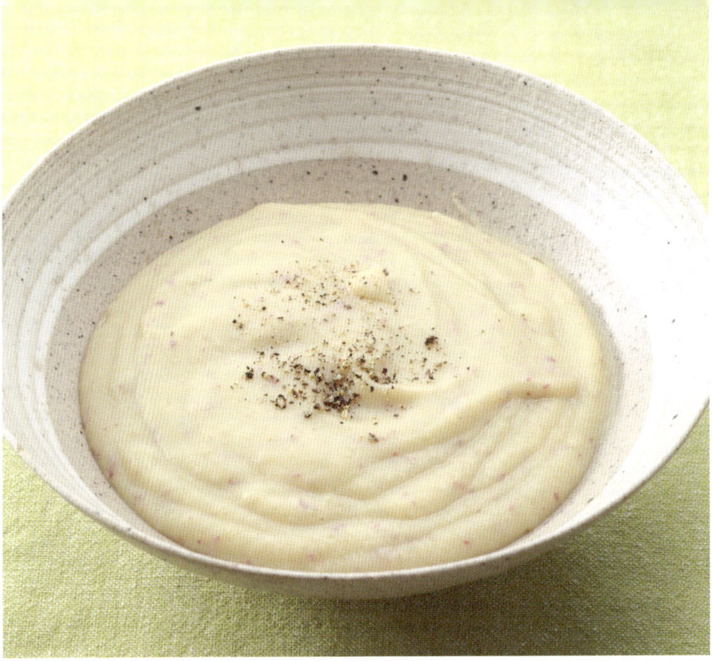

整腸作用　美肌

女の子にうれしい効能いっぱい♥

さつまいものポタージュ

101kcal
塩分 1.0g

材料（2人分）

さつまいも（薄い半月切り）……100g
たまねぎ（半分に切り、横に薄切り）……1/4個
A［塩……小さじ1/3
　 水……1/4カップ（50mℓ）
無調整豆乳……1/2カップ（100mℓ）
こしょう……少々
油……小さじ1

作り方

1 鍋に油を熱し、たまねぎをしんなりするまで炒めたら、さつまいもを入れて2分炒める。

2 Aを加えてふたをし、甘い香りがしてくるまで3～5分くらい煮たら、豆乳を加えて温める。

3 ミキサーにかけ、2の鍋に戻して温めたら、器に盛りつけてこしょうをふる。

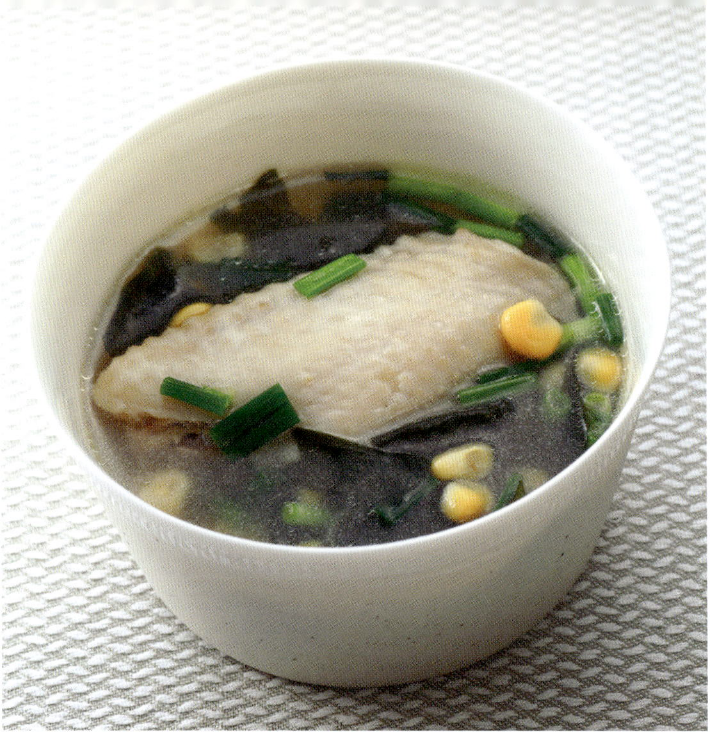

関節　美肌

鶏肉のコラーゲンをおいしくいただいちゃおう

わかめ＆コーンが彩る鶏手羽中華スープ

73kcal
塩分 1.4g

材料（2人分）

- 若鶏手羽肉……2本（80g）
- 酒……小さじ1

スイートコーン缶（ホールタイプ）……50g
こねぎ（1㎝幅に切る）……5本
カットわかめ…………小さじ2

A
- 長ねぎの青い部分……5㎝
- しょうが（薄切り）……3枚
- 水……500mℓ
- 塩……小さじ1/3

塩……少々
こしょう……少々

作り方

1. 鶏肉は酒をからめる。
2. 鍋にAを温め、鶏肉を入れて20分煮る。
3. 2でとっただしを300mℓになるように調整し、鶏肉、コーン、わかめを加えて温める。
4. 塩、こしょうで味をととのえ、器に盛りつけたら、こねぎをふる。

チンゲンサイを加えてもおいしい。

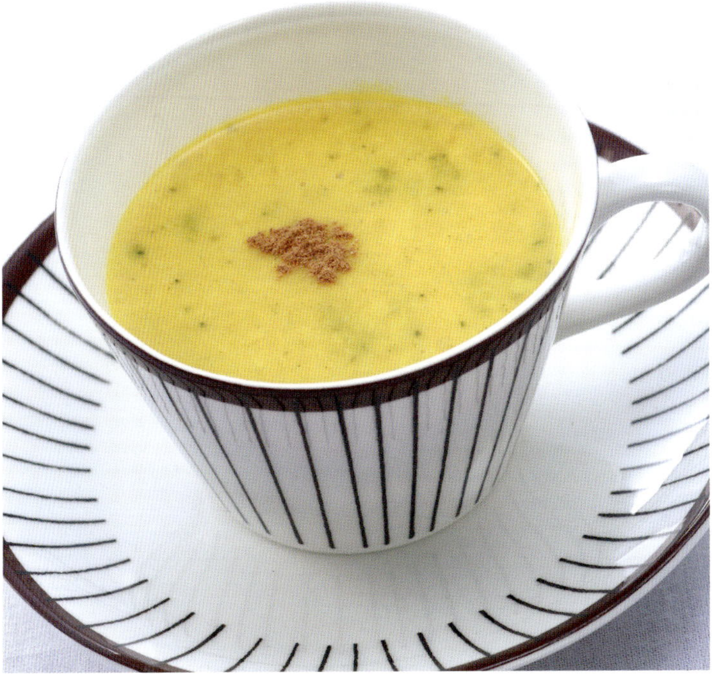

冷え

からだがあったまる!　寒い日にはHOTがいいね

かぼちゃのミルクスープ

96kcal
塩分 0.2g

材料（2人分）

かぼちゃ（ごく薄切り）……100g
牛乳……150mℓ
塩……少々
シナモン（お好みで）……適宜

作り方

1 鍋に牛乳、塩、かぼちゃを入れて火にかけ、沸騰しないように弱火でコトコトかぼちゃが煮くずれて、溶けてくるまで煮る。

2 器に盛りつけ、シナモンをふる。

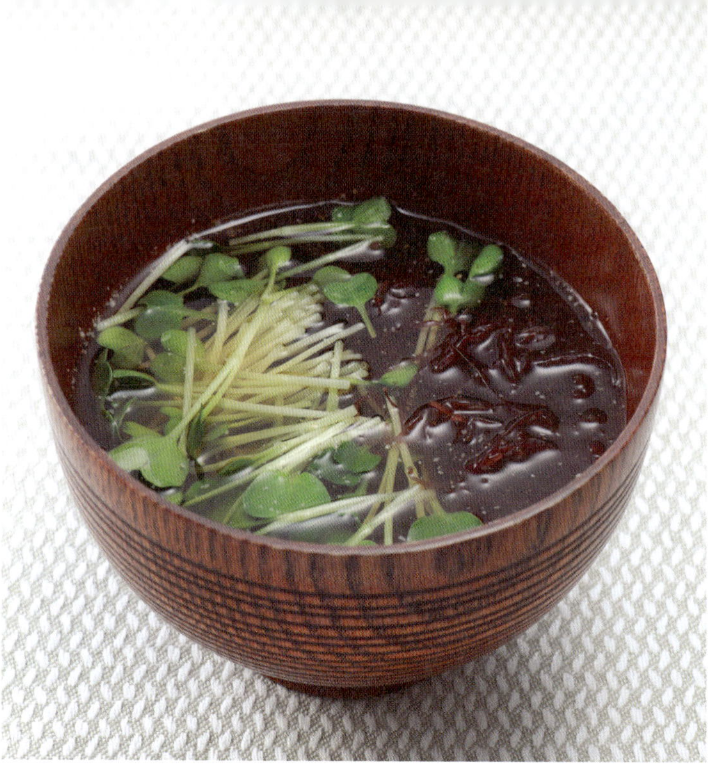

骨や血液　免疫力アップ

病気にならないからだをつくる!　美容効果もアリ

ふのりとかいわれの即席汁

28kcal
塩分 1.1g

材 料（2人分）

ふのり……ふたつまみ
かいわれ大根（半分に切る）……10g
白すりごま……小さじ2
しょうゆ……小さじ2
熱湯……1と1/2 カップ（300mℓ）

作り方

1 器にふのり、かいわれ大根、白すりごま、しょうゆを入れて、熱湯を注ぐ。

ふのりはとろろ昆布やカット
わかめで代用してもOK

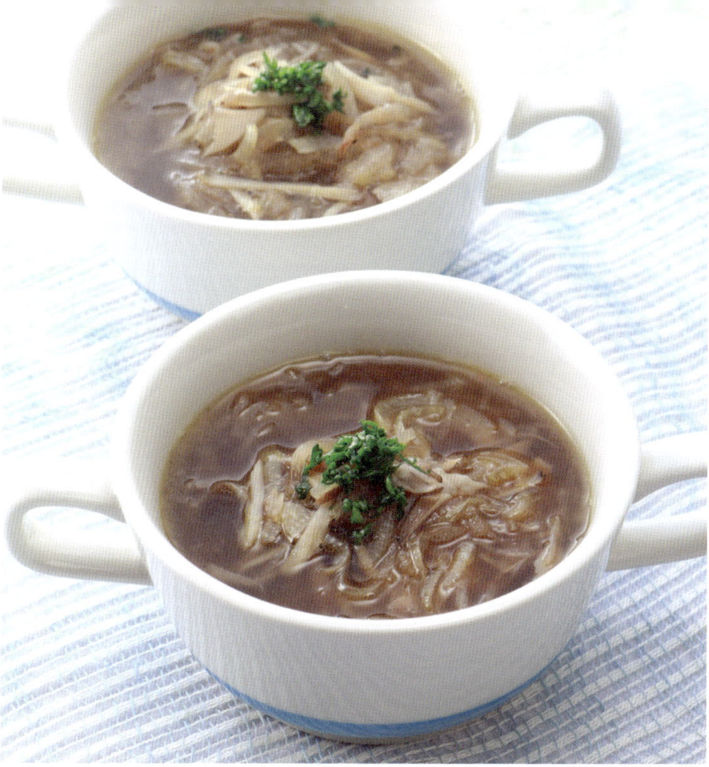

ストレス解消

イライラを抑えるオニオンたっぷり

オニオンスープ

83kcal
塩分 1.3g

材 料（2人分）

たまねぎ（4等分に切り繊維を切るように薄切り）……1個
まいたけ（5㎜幅に切る）……1/2 パック
にんにく（薄切り）……1かけ

A
- 固形コンソメ……1/4 個
- 塩……小さじ 2/5
- 水……1と1/2カップ（300㎖）

オリーブオイル……小さじ2
こしょう……少々
パセリ（あれば）……適宜

作り方

1 フライパンにオリーブオイルとにんにくを入れて熱し、よい香りがしてきたら、たまねぎを加えてとろっと茶色くなるまで炒める。まいたけを加えてさらに炒める。

2 Aを入れて3分煮、こしょうをふる。

3 器に盛りつけ、パセリをふる。

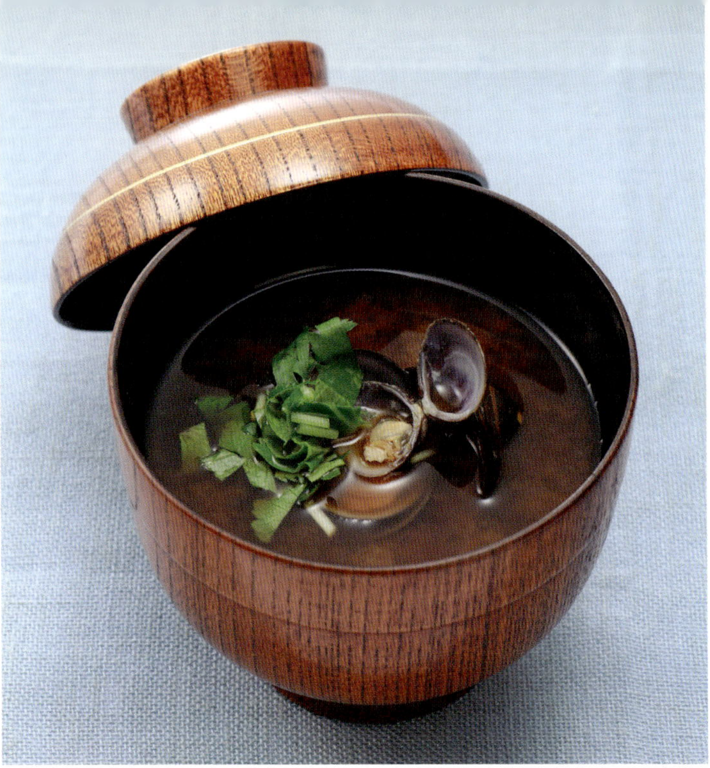

二日酔い

しじみパワーで弱った肝臓を回復　飲みすぎた次の日に

しじみの赤だし汁

34kcal
塩分 1.0g

材 料（2人分）

殻つきしじみ（真水につけて砂抜き）
……100g
みつば（5㎜にきざむ）……２本
豆みそ……大さじ１

A
- 酒……小さじ１
- 本みりん……小さじ 1/2
- 水……1 と 1/2 カップ（300mℓ）

さんしょう（お好みで）……適宜
あらびき黒こしょう（お好みで）
……適宜

作り方

1. 鍋にしじみとAを入れて温め、あくをとり、しじみを器に盛る。
2. みそで味をととのえたら、汁を器に注ぎ、みつばを添えて、お好みでさんしょう、こしょうをふる。

豆みその代わりにしょうゆ
小さじ２にしても OK

症状別スープの

副菜＆汁物カウント表

P82～P96で紹介している症状別スープの副菜、汁物のカウントをまとめてあります。献立を立てるときの参考にしてください。

副菜　野菜・きのこ・海藻を合わせて60g以上のもの。

汁物　野菜・きのこ・海藻を合わせて60g以下のもの。

豆乳ベースのしらたきスープ（P.82）	副菜 ×2	もずくとオクラのさっぱりスープ（P.83）	副菜 ×2
グリーンピースと卵の春色スープ（P.84）	副菜	あおさと板麩の即席おみそ汁（P.85）	汁物
冷製！めんつゆ de とろろ汁（P.86）	副菜	コーンスープ（P.87）	副菜
モロヘイヤのネバネバスープ（P.88）	副菜	ホタテ貝柱ときゅうりの冷や汁（P.89）	副菜
にぼし粉だしのいも煮汁（P.90）	副菜 ×2	さつまいものポタージュ（P.91）	副菜
わかめ＆コーンが彩る鶏手羽中華スープ（P.92）	汁物	かぼちゃのミルクスープ（P.93）	汁物
ふのりとかいわれの即席汁（P.94）	汁物	オニオンスープ（P.95）	副菜 ×2
しじみの赤だし汁（P.96）	汁物		

次のページからは
症状別のデザートスープを紹介します！

甘いものがほしいときにも楽しめる

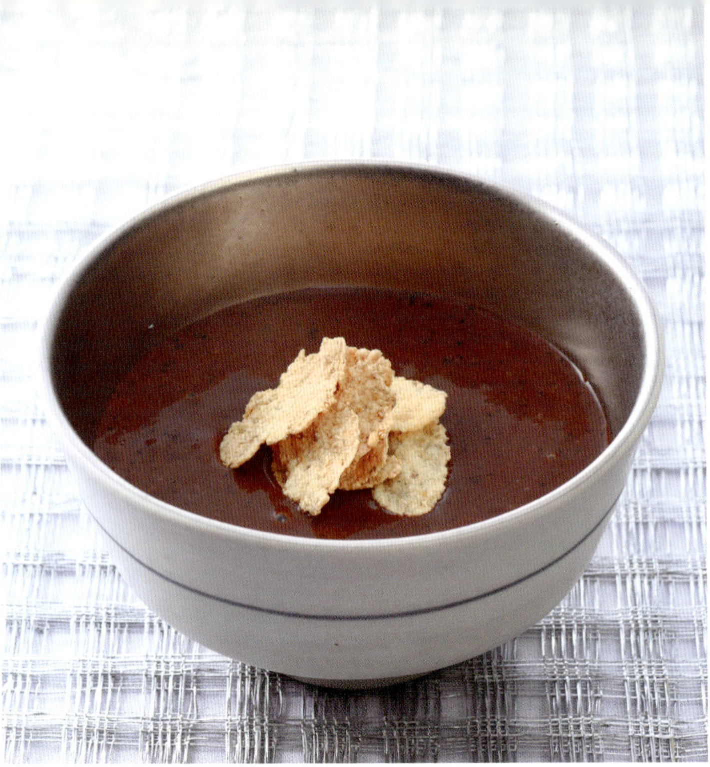

老化防止　血行促進

甘さとほろ苦さにココロも癒されます

チョコとバナナのデザートスープ

90kcal
塩分 0.1g

材料（2人分）

玄米コーンフレーク……5g
ピュアココア……大さじ1
黒すりごま……小さじ2
完熟バナナ……1本
無調整豆乳……1/4 カップ（50mℓ）

作り方

1 ボウルにバナナを入れて、ゴムべらでクリーム状にする。

2 ココア、黒すりごまを混ぜて豆乳で溶きのばしたら、器に盛りつけ、コーンフレークをのせる。

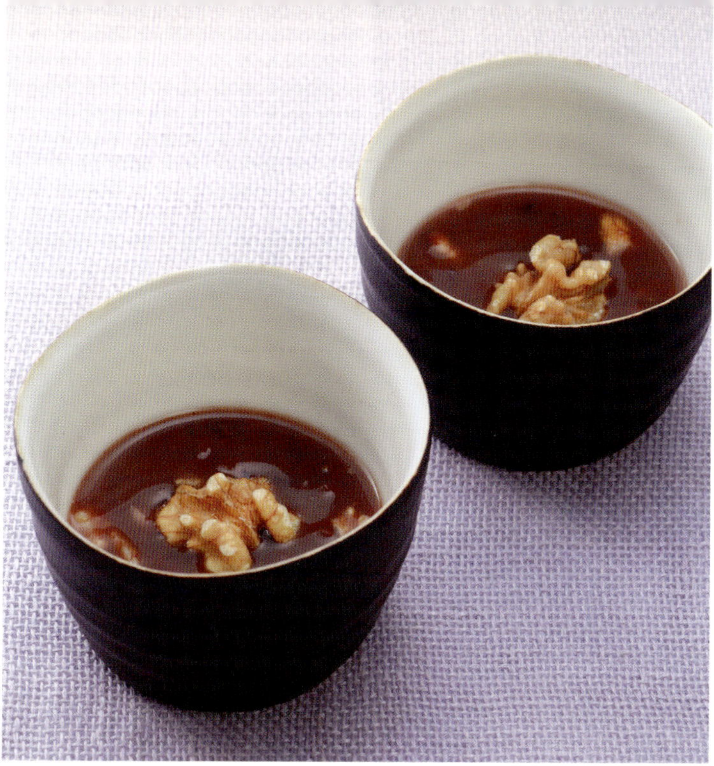

老化防止　疲労回復

くるみとあんこのアンチエイジングパワー

くるみのおしるこ

110kcal
塩分 0.1g

材 料（2人分）

ゆであずき缶詰……70g
いりくるみ（形のよいものを２つ残し手でくだく）……10g
水……60mℓ

作り方

1 鍋にあずきを入れ、ゴムべらでつぶしながら水で溶きのばして温める。

2 火からおろし、くだいたくるみを混ぜる。

3 器に盛りつけ、残りのくるみを飾る。

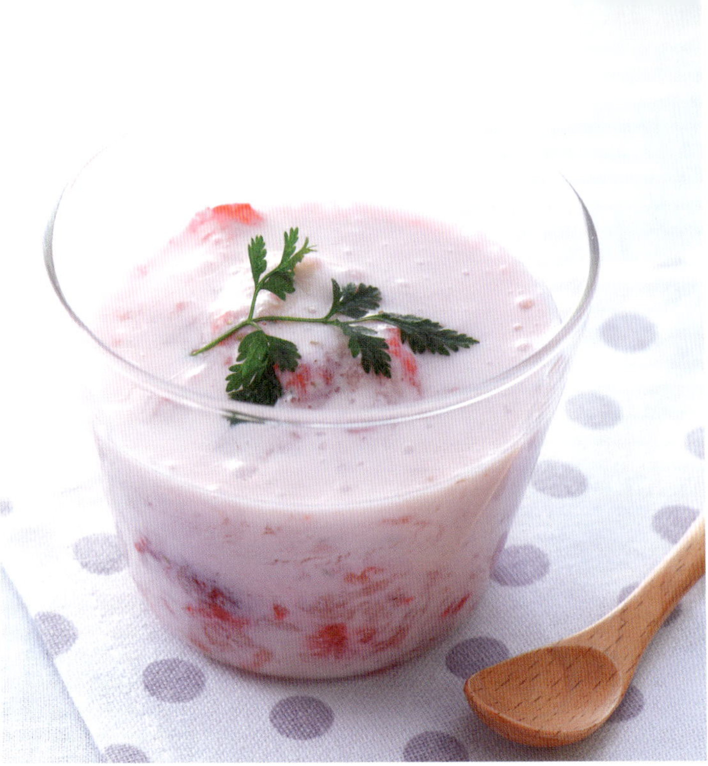

美肌

いちごのビタミンと豆乳のイソフラボンで素肌美人になる♥

いちご＆SOYミルクのシェイク

103kcal
塩分 0g

材料（2人分）

いちご……10粒（200g）
無調整豆乳……140mℓ
砂糖……大さじ2
セルフィーユ（あれば）……適宜

作り方

1 ボウルにいちごを入れて砂糖を加え、5分おく。いちごをスプーンの背などでつぶし、豆乳を加える。

2 器に盛りつけ、セルフィーユを飾る。

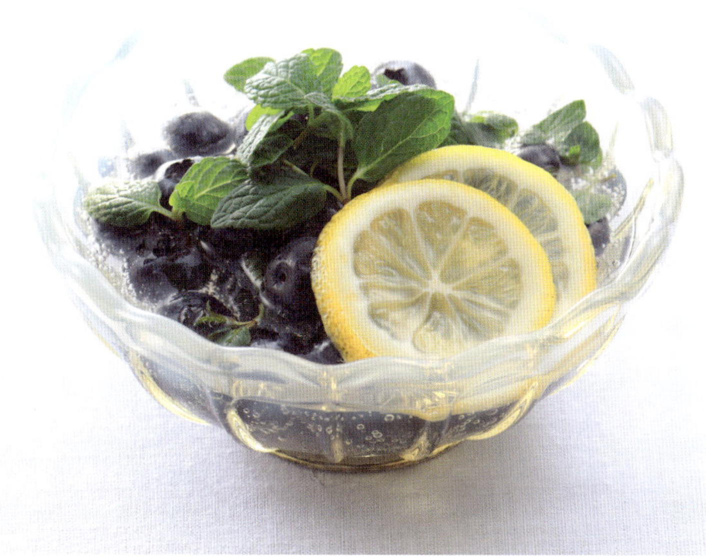

目の疲れ

疲れた目をやさしく癒します　リラックス効果にも期待

ブルーベリー in はちみつジンジャーソーダ

80kcal
塩分 0g

材 料（2人分）

ブルーベリー……150g
炭酸水……1/2 カップ（100mℓ）

A
- しょうがの薄切り……２枚
- レモンの輪切り……４枚
- はちみつ……大さじ２

ミント……適宜

作り方

1 Aを1日以上漬けておく。

2 器にブルーベリー、Aの半量を盛りつけ、炭酸水を注いでミントを飾る。

Aは多めに作って保存瓶で保存しておくのがおすすめ。紅茶やお湯で割って飲んでもおいしい！

Epilogue

いかがでしたか？ なにかみえてきましたでしょうか？

そうです。現代の食生活の一番の問題点は、〝栄養不足〟なんです。

必要なカロリーがとれていても、ビタミン・ミネラル・食物繊維など、きれいになるための栄養は足りていないんです。

栄養は「主食＋主菜＋副菜」というスタイルの食事を心がけることで、自然とバランスよくとることができます。

でも、忙しい毎日の中で実践することはかんたんではないですね。

だから、一皿で手軽に「主菜＋副菜」をとることができるスープを取り上げました。スープをきっかけに、みなさんの食生活がよりよく変わっていけばうれしいです。

ただし、食事はきれいになるための3本柱のひとつで、運動・休養と合わせて考えていきたいですね。

〝なりたい自分になる〟には、自分に適した食事をとることはもちろん、毎日の生活の中でからだを動かす時間をつくり、睡眠やリラックスタイムをもうけて、心とからだを磨いていきましょう。これも大切です。

あせらず、できることからひとつずつで大丈夫です。

まずは、バランスよくきちんと食べる自分なりのイートスタイルを見つけて、人生をもっともっと輝かせましょう。いつも応援しています。

管理栄養士
林 昌子

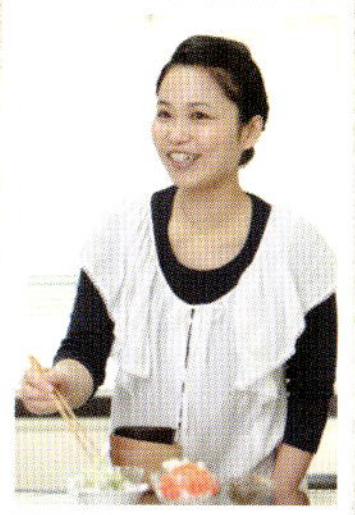

林　昌子

Hayashi　Masako

群馬県邑楽町出身。管理栄養士。女子栄養大学生涯学習講師。女子栄養大学栄養学部卒業後、小学校・高等学校教員を経て、現在は「食べ方＝生き方」をテーマに、女子栄養大学栄養クリニックにて、食事による生活習慣病の予防・改善、ダイエットのための栄養相談を担当している。『ガンを消す食材別レシピ 完全版』『済陽式 ガンを消す８カ条実践レシピ』（主婦と生活社）、『まいたけダイエット』（KK ベストセラーズ）にてレシピ・料理を担当。

- **林 昌子ブログ**
  「ダイエティシャンまさこのキレイになる魔法」
  http://ameblo.jp/884inc/
- **林 昌子プロフィール**
  http://884inc.com/prof

100%成功！

きれいにやせるレシピ

材料（１人分）

きれいになりたい思い♥

ダイエットスープ

バランス献立

食事を楽しむ気持ち

作り方

1 きれいになりたい思いを大切にしながら、ダイエットスープをレシピ通りにつくってみる。

2 自分流にスープをアレンジしながら、バランス献立をマスターする。

3 どんどん、食事を楽しめるようになったらできあがり。ちょこまか動きのスパイスと、ゆったり休息を加えれば、さらに完成度 UP。

女子栄養大学　栄養クリニック

医師・看護師・管理栄養士・運動指導員がチームを組んで、健康づくりをサポート。ヘルシーダイエットコースでは、生活習慣病の予防と改善について学び、正しい食生活を身につけます（６か月・全 12 回）。

〒170-8481　東京都豊島区駒込 3-24-3　女子栄養大学　香川綾記念生涯学習センター２階
TEL：03-3918-6181

参考文献

『新しい「日本食品標準成分表2010」による食品成分表 改訂最新版』
香川芳子 監修(女子栄養大学出版部)

『五訂増補　調理のためのベーシックデータ』(女子栄養大学出版部)

『食品80キロカロリーガイドブック』
(女子栄養大学出版部)

『栄養素の通になる 第2版』上西一弘 著
(女子栄養大学出版部)

『女子栄養大学のダイエットダイアリー』
(女子栄養大学出版部)

『女子栄養大学のダイエットクリニック』
女子栄養大学 栄養クリニック 著
(世界文化社)

Staff

＊編集制作
秋山久仁雄・中村　彩(レクスプレス)

＊ブックデザイン
島村千代子

＊イラスト
生駒さちこ

＊撮影
清瀬智行

＊レシピ校正
木水佐智子(ケイズオフィス)

＊食材協力
オーサワジャパン

＊特別協力
女子栄養大学　栄養クリニック

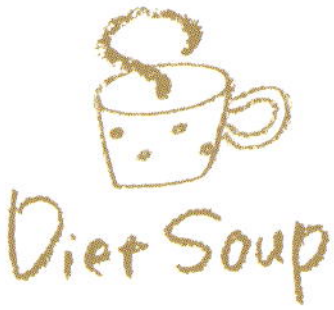

女子栄養大学　栄養クリニック
きれいにやせる
ダイエットスープ

2012年3月8日　初版第一刷発行

著　者　林 昌子
発行者　栗原幹夫
発行所　ＫＫベストセラーズ
東京都豊島区南大塚2-29-7 〒170-8457
電　話　03-5976-9121
振　替　00180-6-103083
http://www.kk-bestsellers.com/
印刷所　近代美術株式会社
製本所　株式会社積信堂
ISBN 978-4-584-13387-3 C0077